U0010754

The Menopause Reset

更年期修復

找回年輕無負擔的生活秘訣

Dr. Mindy Pelz

敏迪・佩爾茲 博士 —著

郭珍琪 —譯

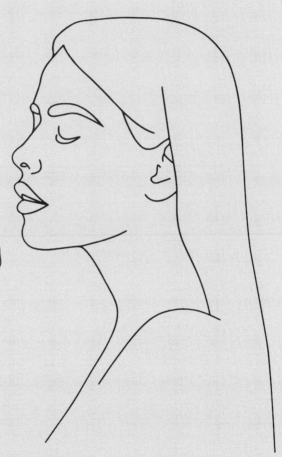

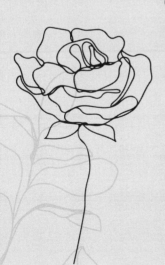

晨星出版

佳評如潮

我們調整荷爾蒙的目標是創造健康的生理機能，讓我們活得長長久久、充滿愛與活力。敏迪博士的這本《更年期修復：找回年輕無負擔的生活祕訣》提供實質的工具讓這個目標實現。她在書中介紹如何透過生酮、斷食和飲食來增強荷爾蒙，並順利度過更年期。這本書和她的課程都非常出色，對於每位處於更年期前中後階段的女性來說，都是必讀之作。

—— 安娜・卡貝卡（Anna Cabeca, D.O.）
暢銷書The Hormone Fix和Keto-Green作者

作為一名醫生和研究人員，這本書提供一些深入淺出的見解，幫助我們更了解更年期的基本生物學知識，但更重要的是，作為一名女性，即將踏上這個轉變的階段，我發現《更年期修復：找回年輕無負擔的生活祕訣》這本書與我多年所學的知識一致，也與成千上萬女性的臨床經驗相符。佩爾茲醫生為數百萬女性提供一個全新充滿希望的事證、期望和結果。佩爾茲醫生是我見過的少數，能將重點放在如何從身為照顧者轉為追求自我照護的過程中，「掌握」荷爾蒙而不是依賴「藥物治療」的同事。她提醒我們，痛苦是不正常的，症狀只是在呼求幫助。謝謝妳，佩爾茲醫生，成為一股激勵人心的聲音和領袖，幫助數百萬女性度過更年期，並歡迎那些即將進入更年期的女性，這將是所有女性的必讀之作。

—— 娜莎・溫特斯醫生（Dr. Nasha Winters, N.D.）
The Metabolic Approach to Cancer作者

說真的，荷爾蒙下降會讓人情緒起伏不定，而且抓狂。敏迪醫生在書中列出女性在更年期前期或過程中應該遵循的一些重要步驟！

—— 凱莉・瓊斯醫生（Dr. Carrie Jones）
Rupa Health中心醫學教育主管

敏迪・佩爾茲醫生是女性健康領域的先驅。她從痛苦到使命的故事激勵了世界各地許多人，包括我在內。本書中的資訊不同於你之前接觸過的內容，它將改變你的生活。我最喜歡敏迪博士的一點是她致力於研究健康的根本原因。敏迪博士擁有過人的能量和獨特的天賦，可以將複雜的事物一一分解成重點，然後透過本書分享給讀者。我很幸運能夠與敏迪博士密切合作，親眼見證她對這個世界持續帶來的影響。

—— 班・阿札迪（Ben Azadi, FDN-P）
Keto Kamp創始人

我從未見過如此賦予人們力量和幫助世界的女性。敏迪醫生對健康和提供資訊給所有需要的人的熱情，在這本書中體現無遺。她是一位導師、一位朋友，也是一股協助改變健康模式的力量。

—— 桑雅・詹森醫生（Dr. Sonya Jensen, N.D.）
Divine Elements-Naturopathic Family Wellness創始人
和The Women N Wellness播客聯合主持人

《更年期修復：找回年輕無負擔的生活祕訣》是一本非常重要的書，所有女性都需要閱讀。敏迪‧佩爾茲醫生提供寶貴的指導，協助你擺脫這些症狀，讓你再次找回自己。她將力量重新交還給你，這比以往任何時候都更加重要。

—— 凱特琳‧切佐夫斯基博士
（Dr. Caitlin Czezowski, D.C., CFMP, CACCP）
The Dental Detox創始人和 The Women N Wellness播客聯合主持人

獻給我在這個世界上最重要的三個人：
我的丈夫瑟果亞、我的孩子菩提和帕克斯頓。
感謝你們總是在我身邊為我加油打氣，
用愛守護著我，陪我度過更年期的瘋狂階段。
熱愛與你們共享的人生！

更年期女性的苦海神燈

沒錯，歲月會毫不留情地老化我們的身體，尤其是女人。

小時候的我們努力讀書，長大的我們努力賺錢，我們吃健康的食物、做規律的運動，為了就是不要三高、不要生病。卻沒有想到：當我們覺得我們可以掌握自己的時候，赫然發現！更年期就在轉角處等著女人，沒有遲疑地，給我們的身心產生不小的打擊！

咦？40歲的我為什麼一直胖一直胖，明明我吃的更少，而且還增加了運動量。45歲時體力還很好，但現在卻是走幾步就覺得（會）喘，傍晚就累到狗不理？50歲的我其實已經忙到沒力，晚上卻常常睡不著，或睡三四個小時就醒？中年的我為什麼無緣故地就心情低落？或者不耐煩？只要一變天我就開始憂鬱，這究竟是為什麼？

妳不要檢討自己了，不過是一場徒勞，因為這一切根本只是更年期作祟。因為荷爾蒙的撤退，殺我們個措手不及。

更年期諸多症狀不一定會發生在每一個人身上，但更年期會。所以當更年期症狀開始敲門時，不要等到事態嚴重了才找解

方，妳應該馬上把這本書好好讀一讀，有好多你想不通透的症狀，想要解決的困擾，這裡都有很明確的指引，值得妳一試再試。

敏迪博士的這本書，結合了科學、醫學與個人經驗，並且她還大聲地跟妳說：「不要只是依賴藥物」。依我來看，這兩點太棒了。妳必須了解妳自己的身體，而不是當伸手牌跟醫師拿藥而已。前半輩子妳都在照顧家人，從現在開始，妳要學會愛自己，和自己和平相處下半輩子。

更年期的女人，可以進行醫美讓臉看起來更年輕，但是低下頭看看自己，身體裡的五臟六腑，還有各種萎縮和逝去的腺體以及荷爾蒙，卻再也沒有辦法裝可愛、變幼齒？

這時候妳該靜下來，好好讀一讀敏迪博士的叮嚀，重新調整生活飲食作息，讓身體排毒之後重新出發，畢竟你還有人生的下半場要過，才不會讓身體病懨懨，老是在哀怨這個，生氣那個，不是嗎？

美國執業中醫師，中醫大學教授，藥膳專家
杜丞蕓

《醫女愛保養》節目主持人，
搜尋「現代醫女杜丞蕓」學習更多的女性保養

女性必備更年期生活寶典

　　《更年期修復：找回年輕無負擔的生活祕訣》不單只是一本「女性必備更年期生活寶典」，更是一本帶領眾多女性好友們重啟健康新生命，絕對不能少的收藏！

　　先從了解女性荷爾蒙開始，進而檢視飲食誤區，從「吃」開始調理身體，加上對體內和生活進行排毒，最後透過終結忙碌女性症候群等步驟，讓女性得以獲得重生。

　　我了解到敏迪・佩爾茲博士（Dr. Mindy Pelz）的「二十八天荷爾蒙重置方案」，其實只是個一個美麗的楔子，而最終目的是要帶領妳去體驗一座桃花源，即是——讓女人重新把焦點帶回自身，並好好愛自己！

　　書中涵蓋各種斷食方式的介紹以及推進的方法，甚至有低碳高脂飲食的執行細節，以及排毒方式的介紹，諸如：遠離環境荷爾蒙、咖啡灌腸、冥想……等，這些都是我這幾年來一直在推廣

並身體力行的生活方式，在本書中，我看到了更多更簡單的引導方式，並讓我恍然大悟，原來荷爾蒙對女性產生的影響更深遠。

　　無論妳是不是有更年期的困擾，這本書絕對是每位女性朋友都要入手的好書！

減醣料理生活家

曾心怡（花花老師）

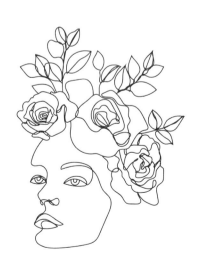

目錄 Contents

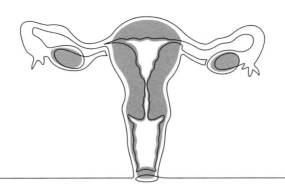

關於本書

　　對於那些身體不適、減重困難，並且曾說「什麼方法我都試過了」的人，我想帶給你們一些希望。你並不孤單，不管你相信與否，仍然還有一些你尚未嘗試的方法，可以找出你的症狀的根本原因。

　　我的格言：「當細胞修復了，身體自然會康復。」這是我的親身經歷，也以此信念幫助了成千上萬的人。身體不適、減肥困難，甚至難以持續一種飲食習慣，這究竟是什麼原因造成？問題在於荷爾蒙。然而，這個問題的根源實際上是你的細胞。我已向來自世界各地數千名醫生傳達過這個簡單的概念，而且有越來越多人認同。這個看似簡單，但真正觸及並詢問的人卻不多，更不用說去理解它的實際含義以及如何應用它。

　　在《更年期修復：找回年輕無負擔的生活祕訣》（The Menopause Reset）中，你將以簡單明瞭的方式學習如何修復細胞並恢復正常的生活。多年來，我很榮幸能教導一個稱為「Pompa方案」的概念，這是一種修復細胞，最終能修復荷爾蒙問題的多元治療方法。斷食、週期性進食、飲食變化和細胞排毒都是你即將學習的細胞解決方案中的一部分。

　　敏迪·佩爾茲（Mindy Pelz）博士將這個改變生活的訊息傳達給許多我無法觸及的人，對此我幸感欣慰。她經歷過當代許多女性面臨的典型更年期前和更年期階段的症狀，而她的權威也來自於此。她可以從她的角度來談論這個問題，並將我所教導的內容提升到更深層次的理解。

　　「從痛苦到使命」是我多年的口號，因為我所教導的一切都源自於我自己與無解疾病的經歷。我不是一個深陷更年期困擾的女人，但我卻出現多種典型和奇怪的症狀：一開始就像大多數慢性疾病一樣，伴隨著疲勞、焦慮和腦霧。然後變成失眠，對每種食物或化學物質過敏，甚至失去抗壓的能力，我甚至無法忍受大聲喧嘩和孩子的哭泣聲。我的甲狀腺異常——頭髮變稀疏、便秘、我成了「泡芙人」（四肢纖細但有小腹）、體力越來越差。我的腎上腺也受損，但血液檢查一切正常。我甚至無法承受當天要挑選什麼衣服的壓力。說真的，這讓我感到焦慮和不知所措。和大多數有這些症狀的人一樣，我嘗試多種治療：包括甲狀腺、腎上腺和其他荷爾蒙的方法，但這些離真正的問題根源太遠了。我、敏迪博士，以及目前數以百萬的人是如何恢復生活的？我們找出了根本的原因，並使用這些策略修復我們的細胞。

　　我一定要告訴你，不然我會感到很遺憾。在我教過的成千上萬名醫生和從業者中，敏迪醫生是屬於特別的一群，我稱他們為「百分之三」，就是這「百分之三」的人改變了世界，即使在巨

大的逆境中，他們也不會找藉口，而是以身作則繼續前進，他們勇於創新，而且從未停止思考如何改善更多人的生活。最重要的是，他們被召喚要實現比自己更偉大的任務，而且他們似乎明白了這一點，並勇於履行上帝賦予他們要完成的使命。

敏迪博士的這本書《更年期修復：找回年輕無負擔的生活祕訣》（The Menopause Reset）就是如此。如果你能確實遵循這些資訊，那麼你的生活將會有所改變。這就是「百分之三」的人所做的事情。他們知道了真相，不找任何藉口，毫不猶豫且全力以赴。當我們對那些成就非凡的人，例如戰勝癌症或其他不治之症的人，進行研究時，問他們成功的祕訣是什麼，最常聽到的答案是：他們在某一天下定決心要康復，或者不惜一切代價要康復，他們做出了選擇。你也可以選擇成為這「百分之三」的人，選擇康復。這就是真相：現在就做出選擇吧！

——丹尼爾・龐帕博士（Dr. Daniel D. Pompa）

Cellular Healing Diet 和 *Beyond Fasting* 作者

猶他州, 帕克城

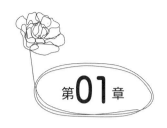

第01章

我在誰的身體裡？

　　讓我們打開天窗說亮話，更年期一點都不好過：夜晚失眠、情緒不穩、減肥不易、記憶力減退、熱潮紅、頭髮變稀疏、陰道乾燥和性慾減退，這些都非同小可。更年期不像嚴重流感持續幾週那樣簡單，而是一段長達十年的旅程，這段期間我們的身體產生巨大的變化，症狀似乎無跡可尋，來來去去，而且毫無預警。曾經讓你快樂、思緒清晰、充滿活力並燃燒脂肪的荷爾蒙逐漸失去，我們雖然捨不得，但它們一去不返，這種荷爾蒙下降是一段來勢洶洶、瘋狂又不可預測的旅程，我們只能獨自面對，卻沒有足夠的解決方案，而我想要改變這種狀況。

　　為什麼女性不常分享他們在更年期中的經驗？為什麼我們沒有為女性提供更好的生活方式或工具來應對這個問題？為什麼女性在這個過程中沒有相互支持？更年期就像一項極限運動，我們需要一本指南是關於如何為這次冒險做好準備，我們需要互相扶持，互相幫助。

　　在經歷過十年的更年期後，現在我意識到自己並不孤單。太多的女性都有類似的經歷，有些人甚至更糟。女性在進入人生的

這個階段，身體健康將面臨許多挑戰。當你體內的荷爾蒙逐漸減少，生活變得天翻地覆時，感覺真的很糟糕。許多人向我求救，他們的故事深深打動了我，進而激發我寫這本書的靈感。

在我40歲生日時，我的身材保持在一生中最佳的狀態，我當時以為年老應該沒什麼大不了。然而，到了42歲，我的健康開始下滑。熱潮紅、失眠、記憶力下降、情緒不穩和莫名的體重增加接踵而來。感覺我好像活在別人的身體裡，就像外星人占據了我的身體。我無法掌控自己的健康，最糟糕的是，過去我用來恢復健康的老把戲都不管用了。

更年期其中一個最棘手的部分是症狀複雜而且難以預測。我們通常不知道症狀何時會出現或會持續多久，而且不確定是什麼引發這些症狀。相信，很多人都已學會接受並與經前症候群和平共處，相較之下，更年期的轉變就困難多了。經前症候群是一種在經期前的短暫荷爾蒙變化，我們學會了應變的方法（其中一個工具就是大量吃巧克力）。然而，更年期荷爾蒙的轉變就大不相同了，它無法預測，症狀時好時壞，沒有預警，往往就在最糟糕的時刻出現。

這種劇烈的荷爾蒙變化伴隨著許多情緒。由於情緒不穩定，我們的人際關係可能因此受到影響，憤怒和煩躁成為家常便飯。有些人發現自己對孩子和伴侶大喊的次數變多了，即使是芝麻小事也可能會被激怒，而最困難的是我們往往不知道原因，我們經

常感到煩躁不安。

　　我指導過數千名女性度過更年期，他們告訴我，他們對生活完全失去樂趣，年輕時為你帶來快樂的小事再也無法激發同樣的興奮感，這真的讓人萬分沮喪。許多女性發現自己在這個階段記憶力逐漸衰退，太多人在對話中驚覺自己要搜尋單字和想不起人名。對於許多更年期女性來說，一覺到天亮似乎成為過去的奢侈品，任何動靜或噪音都很容易被吵醒。一旦醒來，要花好幾個小時翻來覆去才能重新入睡。許多個夜晚，我們因汗流浹背而驚醒，不得不起床換衣服和床單。在這段期間，我們有太多人願意不惜一切只為了讓自己睡醒後感到神清氣爽與精神百倍。

　　更別提還有體重增加這個困擾，這真的不公平。你是否覺得自己吃得一樣（甚至可能更少），運動量增加，但卻越來越胖？更年期悄悄找上你。許多人覺得自己還太年輕，更年期離自己很遠，是媽媽那一輩，上了年紀才會發生的事情，還輪不到你，這不應該是你目前生活的焦點。

　　儘管這個階段對你來說可能很難受，但我希望你暫時放下你的症狀，給自己一個全新的觀點。你可以選擇如何度過更年期的痛苦，我是認真的。你的症狀是神奇的身體正在向你呼救，你不必費力掙扎，因為你擁有強大的力量，而更年期是一個絕佳的機會，讓你可以根據身體的需要，好好的調養生息。

每個人的需求不同，我想依據你的身體需求，協助你建立一種個人化的生活方式。**症狀是一份禮物，我知道在症狀出現時，你可能不會有這種感覺，但如果身體會表達，症狀就是它的語言，盡量不要將這個過程視為壞事，你要留心傾聽，這些症狀的出現必有原因。**

　　我理解身處在一個感覺不像自己的身體裡有多麼不好受，我知道這些症狀可能會讓你的生活樂趣盡失。你試過一切方法想讓自己好過一點，但似乎沒有任何效果。你嘗試大量的草藥、補充品、藥物、各種療法和飲食方式，只為了恢復正常，你求助無門感到非常沮喪。我完全明白，而且可以協助你，將這本書視為一本指南，指引你如何順利度過更年期。你的更年期旅程可以是一場由內而外的體驗，不再是尋找外在的東西來治癒你的症狀。我想教你如何過一種足以支持內在轉變的生活方式，一種尊重身體內在智慧的生活方式，這樣做才會由內而外，使身體外在產生變化。我想教你理解身體的語言，並提供你與你的身體合作而不是對抗它的工具。

　　你會發現我是一個科學迷。對我來說，僅僅知道某些方法有效是不夠的，我還想知道為什麼它有效。我的所有實踐方案都建立在既有效又有相應研究支持的治療工具基礎上。在我經歷更年期的階段中，最令我震驚的一點是，乳腺癌、卵巢癌、心臟病、糖尿病、失智症和阿茲海默症等疾病更常發生在更年期後的女性

身上。我想知道為什麼會這樣，到底是什麼原因導致女性容易罹患這麼多疾病？我發現我們的荷爾蒙就像一首交響樂，每種樂器在樂曲中都發揮著重要的作用，如果其中一件樂器壞了，整個樂曲就會變調，疾病正是在荷爾蒙出現問題時產生的。在更年期平衡我們的荷爾蒙不僅是為了保持我們的理智線，更是為了拯救我們的生命。

我的使命是協助女性理解這一點。如果我們在女性更年期階段好好調養身體，這樣就有助於預防癌症、心臟病、失智症、阿茲海默症，甚至骨質疏鬆症等嚴重疾病。

我很榮幸能與你一起踏上這段旅程。我深信生命中發生的一切都有其原因。我知道我經歷更年期的困境的目的是為了能替成千上萬正在經歷這個過程的女性找到答案。當你閱讀本書時，請保持開放的心態。我推薦的許多生活方式的工具都是最先進的，或許可能與你迄今所學的相反。科學帶給我們全新的觀點，我們今日生活的世界與幾十年前大不相同，正因如此，我們更需要以不同的方式面對更年期。

好消息是，無論你處於更年期的哪個階段，你都可以改變這些症狀，而且很快就能看到效果，不需要靈丹妙藥，只要改變你的生活方式，以應對體內正在下降的荷爾蒙。我很高興與你分享我發現的生活方式，這些工具幫助我和成千上萬的患者順利度過這段旅程。我不相信有神奇的藥丸，但我相信人體本身的力量，

女性身體的設計令人驚奇，我們的身體能在體內孕育另一個生命，這是多麼不可思議啊？但正是這種設計讓我們的更年期產生巨大的變化。你不需要神奇的草藥或抗憂鬱藥來治癒這種轉變，你需要的是改變你的生活方式來適應體內發生的變化。

知識就是力量。你越了解自己的身體正在經歷什麼，你就越能掌控。荷爾蒙很複雜而且不容易理解，本書旨在簡化這些知識，好讓你可以與荷爾蒙合作，而不是對抗它們。你可以終結你的症狀，在更年期中好好調養身體，你擁有的力量遠大於過去你被教導的，能夠讓你重新擁有這份力量讓我非常興奮。

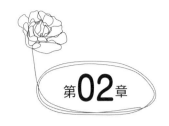

第02章

歡迎來到更年期

　　或許我是最不可能寫一本關於更年期書的人。在我生命的大部分時間裡，很少有荷爾蒙的問題。我的月經很平順，幾乎沒有什麼症狀。我也沒有生育方面的問題。當我年滿30歲，我和先生決定要生小孩，很快就懷孕了。我很少想到要如何平衡荷爾蒙。但隨著我進入40多歲，我的荷爾蒙帶我踏上一條我從未預料的旅程，這是一趟驚險刺激的旅程，我花了十年才搞清楚要如何全身而退。

　　我寫這本書是因為在這個過程中感到孤獨。我的症狀很嚴重，大大影響了生活。然而，我找到的唯一答案就是忍受這個過程或接受藥物治療，但這兩個選項我都不喜歡。

　　自從我在社交媒體上分享我的更年期旅程，我收到很多有類似經歷的人的回應。原來更年期對你們也造成很大的衝擊，和我一樣，你們也沒有預期它的到來。我的更年期之旅始於40歲出頭。一夜之間，我從一個快樂、精力充沛、善解人意的人變成了一個情緒化、混亂的人。說真的，我感覺就像有人劫持了我的大腦，控制我的思維、睡眠和身心健康。這不僅擾亂了我的生活和

人際關係，也讓我不再喜歡自己。但同時，也成為我長達十年追求答案的催化劑，使我不僅能夠終止自己的一場荷爾蒙混戰，而且還可以幫助成千上萬正在經歷更年期曲折旅程的女性。

在我40歲那年，我有一個目標：要讓自己的身材保持在一生中最佳的狀態。那時，對我來說，就是能穿上我最喜歡的緊身牛仔褲或看到浴室體重機上的某個數字。我認為健康意味著吃得好和多運動，我衡量健康的標準是基於外在的體驗，如果我喜歡自己的外表，理所當然我就以為內在一切也都很好。

我的40歲生日很快就過了。我曾聽過其他40歲的女性抱怨減肥有多麼困難，但我沒有經歷過。我感覺自己身體健康，無堅不摧，生活正處於美好的時刻。我有兩個很棒的孩子，分別是10歲和8歲，還有一個全心全意摯愛的丈夫，一份蓬勃發展的健康事業，以及一群不可思議的朋友圈。

過了40歲生日後的幾個月內，我開始感受到深層的憂鬱。這種情緒說來就來，讓我莫名地哭泣；讓我感到不快樂。一開始，情緒波動很小也不常見，但隨著我進入40多歲，情緒波動變得越來越頻繁。我是一個善於化險為夷的高手，所以我花了一段時間才意識到自己已經陷入嚴重的憂鬱狀態。我一直使用各種心理建設的工具來重拾快樂，但完全無濟於事，這一切毫無頭緒，沒有觸發因素，也沒有創傷性的事件。我的生活中沒有任何東西可以讓我怪罪說：「就是這個，這就是讓我感到如此憂鬱的原因。」

從那些憂鬱的歲月中，我體驗到生活中總有一些讓人沮喪的時刻。事情並非總是如我們所願，因此我們會感到低落。在我40多歲前，我曾經歷過這種沮喪，但與這種感覺很不一樣。我只能說這種憂鬱很深沉且說不上來，我想逃離我的生活，即使看起來是所謂的美國夢。我對那些曾經深陷這種憂鬱症的人深表同情，這真的很難受，就好像有什麼東西占據我的大腦，無法掌控自己。

我的職業生涯到了這個階段，我對身體健康了解甚多，但對心理健康了解甚少。我開始尋找有關飲食、鍛煉、整脊、針灸以及冥想和瑜伽等正念方法的資訊。我閱讀鼓舞人心的書籍，聆聽勵志演講者的演說，請教曾經走過憂鬱之路朋友的智慧，所有的工具多少都有幫助，但都只是暫時的。

一波又一波的憂鬱很快變成恐慌症。焦慮成了家常便飯，半夜我會帶著恐懼驚醒。數不清的夜晚，我會進行所謂的「憂慮掃描」。凌晨兩點鐘，我會從沉睡中醒來，內心充滿恐慌、恐懼和焦慮。我的大腦想找出這種恐慌的原因，這樣我才能理解這些恐慌。我會快速審視生活中所有問題的部分。在接下來的兩個小時裡，我翻來覆去，試圖解決腦海中有時並不存在的問題。這種感覺像是瘋了，但我卻無法停止。

接著，夜間熱潮紅開始出現，症狀非常嚴重，以至於一個晚上我得換好幾次衣服，我的床單會濕透，我必須叫醒我的丈夫幫

我換床單。我開始在床上睡睡袋，這樣我就不會吵醒他。在焦慮和熱潮紅之間，睡眠變成一種障礙，或許你可以說這是更年期典型的開始，但我才43歲，有週期規律的月經。而平均更年期開始的年齡是55歲。

這真是地獄般的經歷，並不是我預期40多歲時的健康狀況。我知道我的身體荷爾蒙出了問題，只是我不明白是什麼原因造成的。我缺少什麼生活方式的工具？更重要的是，我該如何擺脫這種困境？

在危機時刻，我從不害怕對外尋求幫助。幸運的是，我周圍有一群聰明的女性。一開始我向我的姐姐求助。她證實，她在我這個年紀也經歷過一些憂鬱和焦慮，而抗憂鬱藥物對她來說是一個不錯的解決方案。她建議我：也許是時候考慮服用藥物，這的確很誘人，吃一顆藥，這一切的噩夢就會消失。多年來，我已經沒有服用任何藥物，作為一名整合醫學醫生，我知道服用藥物只是一時之計，並不能真正解決根本原因。我也熟悉關於長期使用抗憂鬱藥對健康後果的研究。抗憂鬱藥的最大缺點是一旦服用或許就很難停藥。我不想如此極端干擾我的神經化學系統；我不想依靠藥物來維持餘生的快樂。一定有其他解決方案，我知道一定還有其他的解決之道。

我向我的朋友圈求助，其中許多人比我大5到10歲。他們對我的回應是：「打起精神來！你即將進入更年期，準備好上路

吧！這是一場艱難的旅程。」在43歲？這怎麼可能？我記得我媽媽多年來一直吹噓更年期對她來說不痛不癢，她在50多歲時進入更年期，但沒有出現熱潮紅或憂鬱的症狀，毫無疑問，我錯過了什麼重要的訊息。

有一天晚上，我在孩子的學校科學展上碰巧站在一位媽媽旁邊，她是我們社區中備受尊敬的婦產科醫生。我當時很絕望，找不到答案，所以我告訴她我的情況，她的回答徹底改變我對健康的看法。

她說：「敏迪，我希望我能給你一個答案。我的診所裡滿是像你這個年紀的女性，她們都有這些荷爾蒙症狀，老實說，我不知道該怎麼辦，我的醫學教科書也讓我束手無策。」這不是我預期的答案。在我們交談後的數週，「診所裡滿是患有荷爾蒙症狀的女性」和「我的醫學教科書也讓我束手無策」這些話不斷在我耳邊響起。如果這種情況發生在這麼多的女性身上，那麼這個荷爾蒙之謎肯定與某個環境因素有關。

那天晚上改變了一切，它成為我發現重置更年期症狀工具的催化劑，我不僅用它來扭轉我的更年期症狀，現在，這些工具也能幫助成千上萬的女性。我花了多年的研究和堅持來理解與應用，它們讓我重生，同樣的，它們也能對你產生同樣的效果。

那天晚上的對話在我內心點燃一股渴望，想要找出為何這麼多女性會出現這種情況，以及我能做些什麼來解決自己的健康危

機。這使我踏上一條引人入勝的研究之路，證明了當今女性普遍存在著憂鬱、焦慮、荷爾蒙失衡、減重困難和甲狀腺問題的流行病。的確，醫學教科書讓我們失望了。

在過去的十年裡，我一直致力探究當今充滿毒素的世界對女性的影響。我對所有能夠證明身體有強大自癒力，可以透過斷食和生酮飲食等工具進行自我排毒的研究十分著迷。現在我已經50歲了，我可以告訴你，我比40歲時的自己更快樂、更健康、更有活力。我在本書為你提供的工具讓我恢復快樂和理智。我可以輕鬆一覺到天亮，早上醒來時精神煥發。夜間盜汗的情況已經很少見，我已走出憂鬱症。當偶爾出現焦慮時，我已做好準備，並且擁有快速轉換的工具。我感覺自己充滿力量，收放自如，我再次感覺到真正的自己。

我的更年期之旅激發我的強烈慾望，關於教導女性如何以不同的方式度過人生這個階段。我們不必受苦，不必罹患疾病。我們可以利用更年期階段，重新調整我們的健康，為未來幾年做好準備。我看到這些方案一次又一次為女性帶來成效，我對更年期女性重新調整健康的機會充滿熱情，因此我以這個概念重新打造我的診所。我建立線上課程，例如「女性新陳代謝重置方案」（Women's Metabolic Reset）和我的「重置學院」（Reset Academy）的課程，這些課程將女性聚集在一個相互支持的社群環境，教導他們可以克服症狀的工具。最後，我還設計一個專門

清除破壞女性荷爾蒙毒素的排毒方案。

　　千萬別對自己失去信心。你的身體天生就擁有最神奇的自我修復能力，你只需要學會啟動這個治癒過程。我很高興能與你一起踏上這段旅程，你值得擁有喜悅快樂的人生。

　　這本書是我研究結果的總結，也是我用來恢復自己健康，以及在我的診所和網上社群中協助女性的方法。這是我送給你的禮物，由衷希望你能在這裡找到尋找已久的答案。

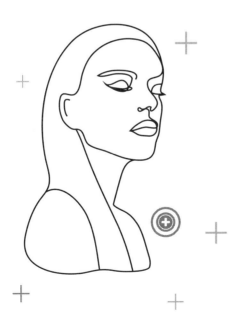

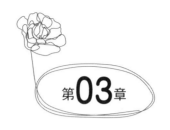

第03章

重置更年期症狀

　　無論你在更年期的哪一個階段，我想教你如何重置症狀。接下來的幾章將提供一些令人驚奇的工具，協助你扭轉健康。**當我撰寫這本書時，我的心裡有一個明確的目標：教導女性如何自我療癒更年期症狀。**今天的英雄不是你的醫生、不是你的朋友正在嘗試的快速減肥飲食，更不是能消除你所有症狀的神奇藥丸。真正的英雄是你，神奇的魔力就在你的體內。

　　你的身體天生就有自癒能力。有一種生活方式可以大幅提高治癒效果。但這不像只是去慢跑或進行為期三天的清水斷食那麼簡單，在這些年裡，你需要改變一些生活方式才能調養身體。你的工具包可能包括間歇性斷食、生酮飲食、透過飲食來補充荷爾蒙、透過排毒去除有毒雌激素，以及正念技巧。在我作為整合醫學醫生的多年觀察中，我發現當人們首次決定嘗試更另類、更自然的療法時，他們會帶著傳統醫學所灌輸的心態，離不開一個診斷吃一種藥物的思維。以血壓為例，你去看醫生發現你的血壓偏高，這時你的醫生會怎麼做？最有可能的是給你一個診斷和處方藥，對吧？假設你不想服用該藥物，你想要一種更自然的方法。

於是，你開始尋找能夠自然降低血壓的方法。但是，如果引起你的血壓升高的因素不只一個呢？如果有很多個原因呢？那麼單靠一種天然的補充品是無法治癒你的問題。

　　這是你在更年期症狀中會遇到的情況。你的症狀很可能不是單一原因引起的，而是可能有好幾個原因，但不要灰心。我已經列出五種主要改變生活的方式，你可以透過這些改變扭轉健康。**包括調整你的飲食時間、改變你的飲食習慣、餵養你的微生物基因體（腸道菌群）、降低體內的毒素，以及平衡你的壓力。我們**將詳細探討生活中的這五個面向，並提供最新的研究證明這些習慣如何影響我們的荷爾蒙。

　　首先，我會讓你知道身體的運作方式，然後我會給你一些解決方案，讓你的身體發揮更大的作用。最後，我會提供一系列步驟，讓你能夠成功運用這些原則。通常我會由易而難安排這些步驟。第四章和第五章旨在協助你了解更年期過程中荷爾蒙的變化。這點非常重要，因為一旦你了解荷爾蒙在更年期階段的作用，就可以確定改變哪種生活方式對你最有利。讓我們回到高血壓例子。想像一下，如果你的醫生說：「你的血壓偏高有五個原因」，然後給你五個可以採取的步驟來解決這些原因。相較於只是給你一個處方，這樣你是否會覺得更有自主權和掌控權？

　　第四章和第五章為你奠定一個基礎，協助你改變生活方式以享受更年期所帶來的變化。一旦你閱讀完這些章節後，你可以進

入第六章到第十章。這些章節概述在更年期階段你可以進行哪些改變以調養身體。在讀完這些章節後，你可能會覺得自己像個搖滾明星，因為你已經進行了我在書中提及的大部分內容。如果真是這樣，那就太棒了。請務必閱讀我在每個章節結尾中所提供的步驟，並問自己是否已經完成所有步驟。大多數人發現他們還可以做更多以改善自己的健康。如果你閱讀了這些章節，並意識到自己對我在書中提及的內容一知半解，那也沒關係，你可以重新再閱讀該章節，然後按照我提供的確切順序按部就班執行。

在本書的最後，我會告訴你如何將所有的內容整合，並提供資源支持你的更年期重置之旅。無論你選擇什麼方式都不要放棄，我刻意將這些步驟放在本書的最後。當你被接踵而來的信息淹沒時，往往會產生限制性的信念。你可能會發現自己有一堆令人氣餒的廢話，像是「這太難了」、「我永遠做不到」，或者是「我的朋友和家人會怎麼看我？」但千萬不要被這些想法左右。我會指引你如何以身體希望的方式來照顧它，你將會發現，當你配合身體天生的運作方式養生時，改變生活方式一點都不費力。我經常看到這種情況，有人告訴我他們嗜吃甜食，難以抗拒；但當他們的腸道微生物菌群修復後，他們對甜食的渴望竟然自然消失了。我們所做的只是配合身體的設計，症狀就改變了。

以下是有助於重置更年期五種生活方式的改變：

步驟一：改變進食的時間

步驟二：改變飲食習慣

步驟三：修復腸道微生物菌群

步驟四：在生活中進行排毒

步驟五：放慢腳步

每一步循序漸進，就像爬樓梯一樣，一步一步向上，在不知不覺中完成所有的步驟，養成適合自己的美好生活方式。

這正是凱西的經歷。49歲的她正處於更年期症狀最嚴重的階段。盜汗、焦慮、記憶力減退、脫髮、慢性疲勞、膽固醇升高和不明原因的體重增加已是她的日常。身為一名成績優異的運動員，她習慣透過鍛煉來擺脫任何症狀。但是，這是她有生以來第一次，運動毫無治療成效。事實上，她運動得越多，她的症狀就越嚴重。當我一開始協助凱西時，她每天要吃六餐，主要是碳水化合物，一直以來，她被灌輸的觀念就是「早餐是一天中最重要的一餐」。

更年期重置的生活方式對凱西來說是極為新鮮。因為我向她推薦的許多工具似乎與她一生所學到的健康知識背道而馳，但她過去的方法行不通了，她知道是時候要改變，她全心全意按照我提到的步驟進行。首先，我將凱西的早餐往後延遲一個小時。起初這對她來說是一大挑戰，但她很快就掌握了訣竅，在幾週之內，她每天都進行間歇性斷食。光是這個步驟，她就感到更有活

力。我的下一步就是讓凱西遠離高碳水化合物飲食，首先，她先去掉麵包和麵食等精製碳水化合物，這減緩了她的飢餓感，讓她的斷食時間拉長。隨著斷食時間的延長，她減掉了過去幾年累積的腹部脂肪。

隨著她的體力提升、飢餓感降低、體重減輕，我為她進行腸道檢測，看看她的體內有哪些有益菌。結果發現，她嚴重缺乏有助於降低膽固醇、分解有毒雌激素和加速新陳代謝的細菌。於是，她開始在飲食中添增多樣性的植物和多酚、益生菌和益生元食品。透過這一步，我看到她的膽固醇值下降，甚至留意到她的皮膚和頭髮也產生了變化。

最後一步是降低體內的毒素。凱西的重金屬檢測顯示她體內的鉛和汞含量極高。我教她如何安全有效地排除這些毒素，首先開啟她的排毒路徑，接著將毒素從她的身體和大腦中排除。最後的這個步驟讓凱西重獲新生。她開始一覺到天亮，不再感到焦慮、不再掉髮，連夜間盜汗也成為過去事了。

儘管凱西還未正式進入更年期，但她已經有適當的工具將症狀降到最低。當完成前面的所有步驟後，凱西開始審視自己滿檔的生活作息表，她安排了休息時間，拒絕更多可能會讓她體力透支的邀約，我們甚至鼓勵她在鍛煉的時間表中增加更多的變化。

每一個步驟對於凱西來說都是一種新的生活方式。每一步驟

一開始都很陌生，隨著她堅持下去，變得越來越容易與熟悉。最棒的是，所有的步驟都讓她的健康有所提升。我最近對凱西進行荷爾蒙檢測，她的荷爾蒙看起來非常平衡，她完全準備好以最輕微的症狀度過更年期，並且不讓疾病有空間趁虛而入。

你可以像凱西一樣，她沒有任何你沒有的超能力，她只是按照步驟進行。如果你需要更多支持和社群，請參加我的線上課程，這個過程是可行的，而且每次都能看到效果。

除了你可以透過改變生活方式來減輕更年期的不適，我還提供一些可以加速康復過程的尖端工具，讓這段旅程更有趣。再次強調，這是一本有關改變生活方式的書，如果你喜歡我在第十一章中提及的青春永駐的內容，請確保持續遵循更年期重置的生活方式原則。

工具就在你的手上。我見證了成千上萬的女性經歷這段恢復健康的旅程。無論你處於更年期的哪個階段，不管是前期、中期還是後期，你都可以扭轉你的健康，我迫不及待要向你展示如何成功逆轉變青春。

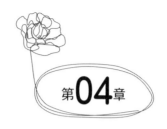

你不是失去理智，而是失去荷爾蒙

更年期很可能是你一生中荷爾蒙起伏最大的時期，我向你保證，你不是瘋了。我發現自己對荷爾蒙的了解太少，沒有意識到它們對我的生活會產生巨大的影響。我以為更年期就像一個開關，當你達到一定年齡時就會打開。前天你還有月經；第二天月經就不來了，沒想到根本不是這麼一回事。對於許多女性來說，更年期可能是一段長達十到十五年的旅程，在這個階段，卵巢不再運作，其他器官承接荷爾蒙的工作。對這些器官來說，可能已經超負荷，無法再勝任這項任務。

我希望你能夠掌握你的荷爾蒙。這意味著要了解在整個更年期過程中哪些荷爾蒙對你的影響最大。也意味著要了解體內產生這些荷爾蒙的器官，這些器官組成你的內分泌系統。在本章中，我將向你介紹對你的症狀影響最大的內分泌器官。我還會分享我最喜歡的策略，好讓你了解你的荷爾蒙狀況，以及你最需要調節的是哪些荷爾蒙。

讓我們回到身體與生俱來的設計。無論你喜歡與否，身為一名女性，你的身體大部分的設計都是為了養育下一代而規劃

的。從進入青春期的那一刻，你的身心就一直受到神經化學物質荷爾蒙的影響，這些激素會強烈左右你的感覺。如果我詳細列出二十八天內在你體內起伏的所有化學物質，你會對每個月需要多少神經化學物質共同運作才能帶給你快樂、幫助你入睡、使你平靜、保持頭髮豐盈、讓你的皮膚光滑不起皺紋、潤滑你的黏膜、增強你的性慾，讓你同時處理多項任務，有強健的體力鍛鍊，甚至讓你對自己應對如流而感到驚訝。自從你進入青春期以來，你就擁有一個美妙的荷爾蒙交響樂團，以各種面向協助你。對進入更年期的女性來說，他們的困境就是所有這些有幫助的激素都消失了。

40多歲後荷爾蒙開始下降，但不是以緩慢漸進的方式下降，而是忽上忽下，有時高於正常值，有時幾乎不存在，這就是讓你陷入情緒起伏不定，感覺自己快抓狂的原因。基本上，你可能一天擁有少女般的荷爾蒙，第二天卻像停經後的婦女完全缺乏荷爾蒙。

我的情緒起伏很大，以至於我不確定自己是否心懷喜悅和感激，或者是想殺掉任何看不順眼的人。我的精神狀態似乎不是取決於周遭的環境，感覺像是內在有人在掌控我，就像一個外星人占領了我的大腦，讓我感到失控和不可預測。我討厭這種感覺，但正是這種瘋狂的起伏讓我決定要深入了解自己的身體。

當你深入了解荷爾蒙時，你會發現社會對女性荷爾蒙系統的

運作方式存在很多誤解。你知道嗎？像是你的荷爾蒙不只是由體內一個器官單獨控制？它們是由一組器官團隊共同控制，這種誤解在甲狀腺疾病中很常見。當女性的新陳代謝出現問題時，通常她會去看醫生，醫生會檢查她的甲狀腺是否正常。但甲狀腺並非單獨運作，而是必須收到來自大腦中的下視丘和腦垂體的指示，若將甲狀腺視為一個獨立的器官，就永遠無法完全解決甲狀腺症狀，你需要解決整個團隊的問題。

內分泌腺是產生荷爾蒙的器官。每個內分泌器官都以團隊合作的方式運作，這些團隊甚至還有各自的隊名。例如，你可能熟悉其中一個團隊名為HPA軸（下視丘 – 腦下垂體 – 腎上腺軸），是你的腎上腺團隊，包括你的下視丘和腦下垂體，以及被稱為腎上腺的內分泌腺。這個團隊會產生皮質醇，讓你在面臨壓力時依然精力充沛、思維清晰。另一個一直為你辛勤工作的團隊是性荷爾蒙團隊，稱為HPO軸（下視丘 – 腦下垂體 – 卵巢軸）。這個團隊也由下視丘和腦下垂體組成，內分泌腺則是卵巢。你的HPO軸團隊控制所有的雌激素、孕激素和睪固酮的產生。

當你進入40多歲時，HPO軸團隊開始放慢速度，它已經運作三十多年，不想再繼續運作了，但你的身體仍然需要一些性荷爾蒙，因此HPO軸必須將其職責移交給另一個團隊，該團隊就是HPA軸。正是在這個交接的過程中，更年期的瘋狂歲月開

始啟動。

對許多人來說，由於長期身體、情緒和化學的壓力，你的HPA軸團隊多年來一直處在超負荷中。當你的HPO軸團隊退出並將其任務移交給HPA軸團隊時，你的性荷爾蒙會迅速下降。這種下降會讓你感到焦慮、抑鬱、無法入睡、缺乏性慾、肌肉流失、體重增加，讓你感覺快要瘋了，這正是我所經歷的情況。

其中困難之處在於找出哪個團隊成員出現狀況需要幫助，因為荷爾蒙遊戲中有太多的參與者，用草藥或藥物來調節不斷下降的荷爾蒙往往會讓你感到挫敗和無所適從。如果你願意用心深入了解自己的身體以及與荷爾蒙有關的所有因素，你就可以將自己的健康提升到前所未有的狀態。

這種進入更年期的轉變非常重要，你的身體會顯露許多不平衡的狀態，認識這些不平衡並致力於調養可能會救你一命。更年期是恢復健康的絕佳時期，我們在年輕時，以照顧家庭、打拼事業和關心身邊的人為主，更年期反而是我們照顧自己的機會。我們更要全心全意照顧自己的健康，讓自己在晚年時達到最佳的狀態。

在這個階段調整你的荷爾蒙可能是一項艱鉅的任務。有時，服用藥物來解決問題可能更具有吸引力。但我向你保證，如果你堅持下去並傾聽你的身體，你不僅會改善當下的症狀，而且明天的你也會感謝你。當我們重置女性的荷爾蒙狀態時，以下是我給

他們的建議：要有耐心，並建立一個專屬於自己的工具箱。

這不像修復扭傷的腳踝那樣簡單，平衡荷爾蒙可比這個複雜多了。在你經歷這些年，無法避免的是你仍然會有高低起伏，但你可以控制低潮的程度。每個人的工具箱都不同。例如，對許多人來說，從下視丘和腦下垂體中排出重金屬可以平衡你的褪黑激素水平，讓你再次安然入睡，而有些人則需要降低碳水化合物攝取量，建立一種斷食的生活方式以克服胰島素阻抗的問題。

由於更年期是一個旅程，知道哪種工具可以平衡哪種荷爾蒙將會非常有幫助，可以讓你重新掌握主導權。

 ## 把自己放在首位

我知道你一直全心全意照顧身邊的人，現在是時候將你的心力投入在自己身上。荷爾蒙下降意味著保護力下降，在更年期轉變期間，你比以往任何時候都更容易受到疾病的威脅。本書將提供一些重置荷爾蒙的最佳工具，不過最重要的是，你要把自己放在優先的位置，這樣才能拯救自己的生命。

與你生命中的其他階段不同，更年期將揭示你的不平衡狀況。如果你一直過著繁忙、壓力大的生活，這些症狀就會找上你。如果你一直隨心所欲想吃什麼就吃什麼而不會感到不適，那

麼隨著你的荷爾蒙下降，情況可能會大**翻轉**。你若想在這個階段調養自己，你的生活方式可能需要徹底改變，但這一切都要先下定決心，將自己放在優先的位置。

這正是黛比的經歷。45歲的她不僅要勝任一份高壓、要求高的工作，而且下班後還要回家照顧家庭，這讓她很少為自己著想。40多歲時，生活壓力讓她幾乎沒有時間照顧自己，她認為自我保健是一種奢侈，而不是平衡荷爾蒙的關鍵。當她的更年期症狀失控，難以應付自己所建立的生活時，她來找我諮詢。我為她進行了荷爾蒙檢測，發現她的腎上腺、黃體素、睪固酮和DHEA（脫氫異雄固酮）的水平都很低，除非黛比把自己放在首要的位置，否則沒有任何飲食或排毒方案可以拯救她。

黛比更年期重置的第一步是放慢她的日程安排。她必須學會說不，並優先考慮休息時間。一旦她把自己放在第一位，首先考慮自己的荷爾蒙需求，她的症狀就開始平緩下來。

 ## 做檢測而不要猜測

由於荷爾蒙狀況涉及很多因素，所以進行檢測非常重要。我發現幫助最大的是「DUTCH Complete™荷爾蒙檢測」。我喜歡這個測試的原因是使用方便，並且可以讓我們全面了解女性在更年期階段中所有荷爾蒙的作用。

DUTCH檢測是一種自行在家進行的尿液測試，你可以在我的診所網站上訂購檢測包。該檢測需要在十二小時內採集五次不同的尿液樣本，檢測結果將準確地告訴你的性激素（雌激素、黃體素和睪固酮）的變化。它還可以讓你了解腎上腺的運作狀況。當你想知道自己的腎上腺是否在適時的時間點產生足夠的皮質醇時，這確實很有幫助。

　　DUTCH檢測甚至讓你更了解血清素和多巴胺等神經傳導物質，這些神經傳導物質可以讓你保持愉快的心情。這項強大的檢測還可以告訴你，你的身體是否有效地排出毒素，或者你的甲基化能力，我將在下文和第九章中更詳細介紹。你甚至可以查看你的松果體是否產生足夠的褪黑激素，現在你知道我為什麼喜歡這個檢測了嗎？因為它是如此全面和詳盡。

　　我最喜歡DUTCH測試的一點或許是它對雌激素代謝物的詳細分析。代謝物是一個花哨的術語，用於解釋化學物質被分解或代謝後的變化。在這種情況下，雌激素代謝物是衡量你的總雌激素分解成什麼的重要指標。有時，荷爾蒙會代謝成導致疾病的副產物，尤其是雌激素。如果女性知道她的雌激素被分解成什麼，她就可以預防許多荷爾蒙相關的癌症。

　　你有三種類型的雌激素代謝物。其中一種具有保護作用，有助於預防荷爾蒙相關的癌症和心血管疾病。另外兩種則是有害的，會導致多種癌症。了解這些雌激素的平衡不僅有助於當下的

身心健康，而且對於預防未來疾病也非常重要。一旦你明白雌激素代謝產物的平衡，你就可以進行排毒方案，提高保護性雌激素的含量，並降低有害雌激素的含量。

最近，我為一位48歲的患者梅根進行DUTCH檢測，結果發現她的有害雌激素值異常的高，而保護性雌激素值卻非常低。她的甲基化也不正常，甲基化是一個時髦的術語，用於說明細胞的排毒能力。對於更年期女性來說，甲基化不良可能是一個警訊，因為毒素會留在細胞內並造成長期的損害。當我看到她的檢測報告時，我心想，「哇！這些訊息將拯救梅根的生命」，因為她罹患荷爾蒙相關疾病的風險正在急劇上升，例如乳腺癌等。

結果發現，梅根很喜歡外食，而且往往不在乎食物的品質。她是速食店的常客，當我和她坐在一起閱讀她的DUTCH檢測報告時，我很清楚，是時候改變她的飲食習慣了。如果她不立即改變飲食，她很快就會罹患乳腺癌，這就是檢測結果的威力。

我欣賞梅根的一點是她是一個全心投入的女人。當她看到DUTCH檢測報告後，她立刻行動，不僅改變自己的飲食習慣，還參加我的女性代謝重置計劃，並且學習如何透過飲食和斷食減重。她現在已經減重了十磅，身心狀況比以前更好。最棒的是我們做了一個對照的DUTCH檢測，看到她的有益雌激素上升，有害雌激素下降，這確實是救命的好消息。

我堅信這項檢測可以為你提供信息，因此我建議每位女性，

無論是在進入更年期前還是進入更年期後，都應該進行一次這項檢測。如果女性能更了解自己的荷爾蒙狀況，並在為時已晚之前進行調整，這樣就能避免許多痛苦和憾事。

我要確保你從本書中得到最大的收獲，我提供的資訊不是要取悅你，而是我希望藉由這本書改變你的生活。當你閱讀以下章節時，請思考如何建立你的荷爾蒙工具箱。我為你提供的工具可視為每一個步驟，你可以按部就班，熟悉一個步驟後再進行下一步。我很高興能陪伴你踏上這段旅程，你的身體擁有神奇、自我療癒的能力，它希望與你合作而不是與你對抗，千萬別對自己失去信心，不要讓任何人告訴你，你只能忍受自己的症狀，你的力量遠大於此。

當你閱讀接下來的章節時，請牢記我在這裡教給你的原則。想想梅根，她接受檢查，並決定把自己放在首位，改變一些致命的生活習慣。她做了一些調整，這使她的後半生避免為疾病所苦。在你的生命中，沒有其他階段像現在這一刻，了解你的荷爾蒙、將自己放在首位，為自己建立一個工具箱可能因此而救自己一命。

現在讓我們深入了解每一種激素，這樣你就可以為自己建立最適合的工具箱。

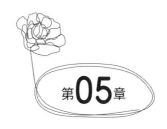

第05章

親愛的黃體素，對不起！
我一直把你視爲理所當然

　　說實在的，在我進入更年期之前，我從未真正在意過我的荷爾蒙。我從來不把它們當一回事，即使它們為我帶來快樂與對我的健康有重大的影響。我記得當焦慮找上門時，我開始深入探究黃體素。我從來沒有意識到這個美妙的荷爾蒙每個月都會出現，讓我平靜；讓我的身體放鬆。然後，它就這樣消失了，我渴望它再次回來。有一天，我焦慮不安地開車去上班，腦海閃過一個念頭：「過去的我視黃體素為理所當然！這種荷爾蒙對我來說簡直是一份天賜的禮物！」從那時候起，我才發現，許多女性根本不知道哪些荷爾蒙會來來去去，以及每種荷爾蒙對身心健康的影響。因為更年期是性荷爾蒙激增和下降的時期，所以了解這些荷爾蒙的作用有很大的幫助。

　　我經常告訴我的患者，如果他們想要平衡自己的荷爾蒙，與再次感受到自己，他們需要對更年期過程中相關的荷爾蒙有一些基本的了解。這正是我在荷爾蒙失控時所做的事情。我重拾教科書，深入學習女性生理學101。知識就是力量，當時的我感到無

能為力。在接下來的幾頁中,我也希望協助你找回這份力量。

　　找回這份力量的第一步是了解哪些荷爾蒙會影響哪些症狀,當你對自己的荷爾蒙有基本的了解時,你就會知道該使用哪些工具。

　　讓我們從你的荷爾蒙層次結構開始。你知道嗎?並非所有荷爾蒙對身體的影響力都一樣,有些荷爾蒙的影響力較大。這是安娜‧卡貝卡(Anna Cabeca)博士在她的《荷爾蒙修復方案》(The Hormone Fix)書中提倡的一個關鍵概念。當你想到更年期時,你很可能會把這三種性荷爾蒙視為麻煩製造者:雌激素、黃體素和睪固酮。隨著這些荷爾蒙下降,你會想提高它們的水平,這看起來很合理。但還有其他三種荷爾蒙對你的性荷爾蒙有強大的影響,如果你不平衡這三種荷爾蒙,你就得想辦法克服荷爾蒙下降,而且越來越不認識自己了。

　　有趣的是,猜猜看這個層次結構的頂端是哪種荷爾蒙?催產素(Oxytocin)。還記得這種荷爾蒙嗎?如果你是一位母親,當你第一次抱著你的孩子時,你的體內就會分泌這種荷爾蒙。還記得那種不可思議的感覺嗎?曾經墜入愛河嗎?沒錯!你猜對了,催產素讓你在每次見到心愛的人時,都會產生一種美妙愉悅的感覺。你喜愛動物嗎?猜猜看當我們與寵物依偎在一起,是什麼讓我們感到如此平靜和放鬆?這正是催產素的作用。

　　催產素是最棒的荷爾蒙。荷爾蒙設計的美妙之處在於催產素

位於荷爾蒙食物鏈的頂端。當你的體內有大量的催產素，你在平衡性荷爾蒙方面就邁出了重要的一步。這不是很棒嗎？

下一個荷爾蒙是皮質醇（cortisol）。我知道！所謂可怕的皮質醇，也就是讓你的健康偏離正軌的原因。皮質醇會讓產生討厭的腹部脂肪，促使你的血糖飆升，並在凌晨兩點喚醒你，告訴你出現危機。每當你處於壓力之下或感覺到壓力時，你的身體會分泌大量的皮質醇。皮質醇甚至會在你行程滿檔玩得不亦樂乎時釋放，皮質醇是忙碌女性少不了的荷爾蒙。

這種荷爾蒙對你的性荷爾蒙影響之大，所以我用一個章節說明來協助你平衡它。我協助過數千名女性度過更年期——降低皮質醇激增是關鍵。如果你不控制皮質醇，你將難以減肥、一覺到天亮，或者感覺輕鬆自在。

皮質醇之下是胰島素（insulin），這是你的減重荷爾蒙。當你在進食時，你的胰腺會釋放胰島素。膳食中含有越多的糖分，胰腺釋放的胰島素就越多。如果你持續攝取高糖、高碳水化合物飲食，你就會不斷釋放胰島素。如果你的身體無法處理透過飲食釋放到體內的所有胰島素，這些胰島素就會儲存在脂肪中。這些脂肪可以儲存數年，直到你強迫身體去利用它。《肥胖大解密》（The Obesity Code）一書的作者傑森‧方（Jason Fung）是最早提醒我們體重增加不是熱量攝入和消耗問題的醫生之一，荷爾蒙才是主因。如果你在更年期時減重困難，你需要找出解決方

案，刺激身體尋找多年前儲存在脂肪中的葡萄糖和胰島素，光是靠改變飲食是不夠的，這就是為何我讓所有經歷更年期的患者進行斷食的生活方式，我將在接下來的章節中詳細介紹。

現在我們終於談到你的性荷爾蒙。它們位於等級結構的底層，因為它們會受到上層荷爾蒙的顯著影響。你的體內有三種性荷爾蒙對你影響最大：雌激素、黃體素和睪固酮。

我們先從雌激素開始。我認為雌激素被誤解了，在我們年輕時，你可能會將經前的情緒起伏歸咎於雌激素。我們的社會將雌激素妖魔化，認為它是情緒敏感或乳腺癌等疾病的禍首。但雌激素並非完全無益，它在很多方面對我們而言確實有幫助。

你一生的大部分時間裡，雌激素會在你的週期第十二天左右激增。這種激增的訊號向你的卵巢釋放出一顆準備著床的卵子。如果你有孩子，主要是因為雌激素確保你有一顆成熟的卵子等待受精。假設你沒有足夠的雌激素，你就無法懷孕。

雌激素也能讓你變得更美麗，讓我們回到奇妙的人體設計。當雌激素激增並釋放卵子時，你的身體已準備好孕育新生命。為了確保成功交配，雌激素會讓你盡可能具有吸引力。這意味著讓你的頭髮濃密、皮膚光滑豐潤，甚至在臀部增添一些額外的脂肪，讓你看起來準備好懷孕。是的，不管你相信與否，據說有一個腰臀比例可以讓我們更具吸引力。雌激素還可以確保陰道黏膜保持潤滑，這一切都是為了孕育下一代。

　　儘管有這些益處，你要特別留意，雌激素也有陰暗面。我之前提及，我們有三種類型（代謝物）的雌激素：一種是保護性，另外兩種是破壞性。如果你任由破壞性的雌激素累積，而不滋養保護性的雌激素，你就會讓自己增加罹患乳腺癌和卵巢癌等荷爾蒙相關癌症的風險。在第七章中，我將向你展示如何透過飲食來促進良好的雌激素，在第九章中，我們將討論如何避免累積有害的雌激素。

　　下一個性荷爾蒙是黃體素，多年來它一直是你的好朋友。如果你的荷爾蒙是一部迪士尼電影，那麼雌激素可能是鎂光燈下的邪惡繼母和姐妹，而黃體素則是灰姑娘，她必須任勞任怨沒有受到讚揚地完成所有工作。直到這種令人難以置信的性荷爾蒙開始消失時，我才會意識到它的重要性。當我進入更年期，黃體素急劇下降，導致我的月經週期不規律、焦慮與精神緊繃。

　　黃體素在你週期的第二十一天激增，它是讓你的子宮內膜每個月剝落和出血的原因。黃體素可以讓你平靜，同時預防雌激素出現問題。雌激素和黃體素之間存在著反向關係。如果黃體素降低，雌激素可能會失控。這種雌激素／黃體素的平衡是避免一系列更年期症狀的關鍵。

　　體內黃體素降低對更年期階段的女性通常會產生困擾。當你在經期前幾天開始出現少量出血時，你就知道自己的黃體素值偏低。或者你可能經歷過大量的經血期，感覺就像是大出血。在更

年期時，女性的黃體素通常會下降，是因為他們在30多歲和40多歲時所面臨到的生活壓力。

對於許多女性來說，當他們進入更年期時黃體素會降低，因為一種名為DHEA（脫氫異雄固酮）的類固醇荷爾蒙會降低。透過一系列的化學反應，DHEA會產生黃體素、睪固酮和皮質醇。由於你的身體總是優先處理壓力，因此如果你多年來一直處於壓力過大的狀態，那麼你的DHEA儲備量可能已經被用來產生皮質醇，這可能導致你的黃體素和睪固酮值降低。這就是DUTCH檢測等綜合荷爾蒙檢測派上用場的地方，它可以告訴你準確的DHEA值。提高DHEA值可以幫助你產生更多的黃體素。

最後是睪固酮，你可能認為睪固酮是一種男性荷爾蒙，但它對女性來說也是一種非常有用的荷爾蒙。睪固酮有助於以下三個主要的領域：性、動力和增強肌力。睪固酮可以激發你的性慾，也是激勵你追求夢想或鍛鍊體能的動力。當體內的睪固酮值較高時，隨著年齡的增長，你的肌肉較不容易流失。睪固酮值偏低可能是導致更年期症狀的一個重要因素，我經常在更年期女性身上看到的一系列典型的症狀，如提不起性致、不想運動和明顯的肌肉流失，這些問題都與睪固酮有關。

現在你已經了解在更年期階段中主要發揮作用的荷爾蒙，以下是這種荷爾蒙等級結構的運作原理。當你的壓力增加時，皮質醇就會增加；隨著皮質醇升高，血糖也會升高；當血糖升高時，

胰島素也會升高。這是你的身體開始比在正常情況下更快儲存脂肪的時候。偏高的皮質醇和胰島素開始促使性荷爾蒙下降，導致失眠、掉髮、焦慮、熱潮紅、腦霧、減重困難、性趣缺缺、陰道乾燥和肌肉流失。這些聽起來很熟悉，是嗎？

　　這種情況正發生在我的患者金柏莉身上。她因早期更年期症狀來找我，包括肌肉疲勞、性慾減退、失眠、不明原因的體重增加和焦慮。在40歲時，她已經失去原有的生活節奏，精神緊繃無法放鬆，她總是感覺危機即將來臨，承受了極大的壓力。她在一家要求極高的矽谷高科技公司長時間工作，下班後，她還要照顧兩個孩子，是典型的忙碌女性。

　　有一天，當金柏莉感覺自己的健康狀況每下愈況時，她的一位朋友介紹她間歇性斷食的概念。

　　作為一名工程師，她想確實了解如何斷食以及它為何有效。她在YouTube上找到我的斷食視頻，並決定將間歇性斷食應用到她的日常生活中。就在幾週之內，她的體重就下降了。到了下午，她也不再感到疲憊。這樣的成果激勵了她，因此決定進行下一步，改善她的飲食習慣。就在這個時間點，金柏莉找到我的二十八天荷爾蒙重置方案（在第七章中，我會教你這個方案）。這兩個重大的改變使她的胰島素水平恢復平衡。她的健康逐漸好轉，但她的肌肉疲勞、性慾和焦慮等問題似乎沒有改善。於是她來找我，我為她進行DUTCH檢測，發現她的壓力值長期以來一

直很高，導致她的腎上腺嚴重衰竭。她的皮質醇水平很混亂，而且DHEA和睪固酮值非常低，這就是她的症狀沒有改善的原因。

讓我們從荷爾蒙層次結構的角度看看金柏莉發生了什麼事。她從管理胰島素開始，但恢復胰島素值的平衡並不能解決她的低睪固酮問題，她需要重新平衡皮質醇值，這正是我們一起努力的方向。當我支持她的腎上腺、恢復她的DHEA值，並調節她的皮質醇值後，她感覺自己又恢復了正常。她的焦慮消失了，肌力恢復，性慾也恢復了。最酷的部分是，隨著她的性慾恢復，她現在擁有更多的催產素。有了更多的催產素，她的皮質醇值可以保持平衡。當她的皮質醇平衡時，她發現斷食變得更容易，這使她可以保持在低胰島素水平。隨著催產素激增、皮質醇平衡和胰島素值下降，現在她可以保持較高的睪固酮值。看看它們是如何相互影響？這就像一個謎題：一旦找到解決方法，你的更年期症狀就更容易掌握。

每個人的荷爾蒙狀況都不同。請謹記，光是調節胰島素可能無法解決所有的更年期症狀。當我逐步引導你閱讀接下來的幾章時，請牢記這就像將你的個人荷爾蒙拼圖拼在一起。

現在，讓我們捲起袖子，一起來平衡你的荷爾蒙吧！

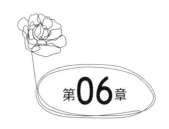

第06章

早餐是一天中最危險的一餐嗎？

　　還記得你是如何被洗腦早餐是一天中最重要的一餐嗎？而且吃得越多，新陳代謝就越快？好吧！在此我要告訴你，這兩種飲食迷思的背後並沒有科學依據，信不信由你，早餐是一天中最重要的一餐，這是家樂氏（Kellogg's）在1970年代為了宣傳新穀物玉米脆片而想出的廣告詞。而每天吃六到八次少量多餐從未被證明可以加速任何人的新陳代謝。減肥的關鍵完全取決於一種荷爾蒙：胰島素。

　　平衡胰島素對於保持健康非常重要。不論你是否相信，這個是最容易平衡的荷爾蒙。每次進食和斷食時，你都可以控制自己的胰島素水平。當你開始了解何時進食與要吃什麼時，重置胰島素水平就變得非常簡單。在本章中，我將告訴你如何透過改變進食時間來平衡你的胰島素水平。

　　為了更了解胰島素如何在你的體內運作，讓我們先回顧原始祖先的生活方式。儘管今日我們生活在一個技術先進的現代世界，但你的身體天生基本上與原始時代的女性相同。在原始時代，山頂洞人無法持續獲得食物，他們沒有冷藏設備。在冬季，

他們常常連續幾天沒有食物。你的身體天生就能在缺乏食物的情況下成長。大多數時候，原始時代的女性醒來時並沒有食物可吃，必須等到捕獲或採集到食物後才能進食。在早上不吃東西的情況下，她的血糖會下降。隨著血糖下降，她的胰島素值也會下降。但這並不會影響她，她的體內有另一種名為酮體的燃料。當她的血糖和胰島素值夠低時，她的肝臟會開始產生酮體。當酮體進入她的大腦，她會更加警覺，並提供她能量，同時減少關節發炎。這一切都是為了一個目的：讓她動身尋找食物。

反觀當今的世界，我們不必親自狩獵食物。我們被告知早餐是一天中最重要的一餐，我們被教育吃得越多，新陳代謝就越快，這完全不符合事實。你的身體設計和幾千年前的婦女一樣，就像原始時代的女性祖先，天生就擁有適應飽餐／禁食週期的能力。對於許多女性來說，違背這種本能使他們的身體整天都在分泌胰島素。每次你將食物放入口中時，你就是在向胰腺發出產生胰島素的信號。整天不斷進食是導致胰島素阻抗的快速途徑。你的胰腺不斷分泌胰島素，而你的細胞最終來不及輸送大量的胰島素，因而產生胰島素阻抗。

調節胰島素值的第一步是改變進食的頻率，這比你以為的還要容易。當我和患者初次會面時，我會先確定她的用餐時間，然後再規劃下一步。我會讓她從整天不斷進食，胰島素不停分泌的情況轉為飽餐／斷食的週期，這樣才能更符合身體天生的設計。

　　如果你是飽餐／斷食週期的新手，我希望你有心裡準備。在二十四小時內，你要有一段時間進行斷食，以及一段時間進食。到目前為止，你可能只有在睡覺時進行斷食，這可能是你唯一沒有進食長達六到八小時的時段，但這還不足以讓你的胰島素值下降，也不足以逆轉胰島素阻抗或讓你的身體分泌酮體。我希望你進行所謂的間歇性斷食，第一個你要掌握的間歇性斷食方式是在十三至十五個小時內不要進食。這聽起來像是一項艱鉅的任務？讓我給你一個簡單的方法來達到目標。

　　間歇性斷食最簡單的第一步就是將早餐的時間往後延一個小時。對於許多女性來說，這一步可能很挑戰。當你第一次進行這種改變時，你可能會感到頭暈、飢餓和煩躁。但請記住：你的身體已經習慣要吃早餐，這種訓練與你天生的身體設計互相抵觸，這種違背身體的本能會對你的感覺、脂肪儲存量，以及性荷爾蒙分泌量產生重大的影響。當你按照身體天生的設計對待它時，你會看到身體迅速恢復的自癒力。

　　一旦你習慣將早餐延後一個小時，接下來我希望你改為延後二個小時。持續這樣幾週，直到你覺得一點都不困難。隨著斷食變得越來越容易，你可以再將早餐的時間往後延，直到你習慣每天連續十五小時都不吃東西。

　　最近，《新英格蘭醫學雜誌》對間歇性斷食的研究進行評估，並得出結論認為這種斷食方式對身體有極大的療效。採取間

歇性斷食的生活方式可以：

- 延緩老化過程
- 增強記憶力
- 逆轉胰島素阻抗
- 有助於減重
- 預防阿茲海默症和失智症等神經退化性疾病
- 預防癌症
- 減少關節炎
- 逆轉哮喘症狀
- 減緩自體免疫疾病的進展速度
- 延長壽命

當你進入更年期時，間歇性斷食可能會成為一個重大的轉變因素，這就是為什麼我希望你在檢視自己的飲食之前先從這個方面著手，在接下來的章節將有更詳細的介紹。

一旦你選擇間歇性斷食的生活方式，學習如何建立斷食的生活方式會變得非常有趣。如果你在社群媒體上關注我，你就會知道我教授的七種不同斷食方式。每種斷食對你的健康都會產生不同的影響，這七種斷食分別為間歇性斷食、二十四小時斷食（晚餐到隔日晚餐斷食）、三十六小時斷食、細胞自噬斷食、仿斷食飲食、無水斷食和三至五天清水斷食。

間歇性斷食

這就是我之前解釋的內容。目標是讓你達到飽餐／斷食的週期，也就是十三到十五個小時禁食。最終，要讓這種斷食成為一種生活方式。

間歇性斷食因大隅良典（Yoshinuri Ohsumi）博士的倡導而普及。2016年，他因「細胞自噬機制」的研究而獲得諾貝爾醫學和生理學獎。在沒有食物的情況下，你的細胞會再生。當血糖下降時，會啟動細胞自噬，並激發細胞智能。你可以將自噬視為細胞自我排毒的方式，細胞進入大規模的修復階段，修復細胞內功能失調的部分。

間歇性斷食還會刺激另一種荷爾蒙產生變化：生長荷爾蒙。生長荷爾蒙可以減緩老化過程並幫助燃燒脂肪，這是一種神奇的荷爾蒙。遺憾的是，你的身體在30歲左右就停止分泌生長荷爾蒙。這時你的身體已不再成長，並開始緩慢老化的過程。研究再次證明，間歇性斷食的神奇之處就在於會迫使你的身體產生生長荷爾蒙。僅僅透過間歇性斷食，你的生長荷爾蒙就可以增加且高達1,300%。[註1]

間歇性斷食對於更年期女性來說是一個福音，這就是為什麼我希望你從這裡開始。很多人光是透過間歇性斷食就能立即看到減重、能量提升和思維清晰的效果，回想一下金柏莉的故事吧！

她平衡荷爾蒙的第一步是透過間歇性斷食來控制胰島素，這一步對她的健康有很大的影響。一旦她邁出第一步並看到一些成效，這就會激勵她邁出下一步，這就是這些工具的強大之處。

 ## 二十四小時斷食

一旦你習慣間歇性斷食，我希望你朝著二十四小時斷食的目標前進。許多人將這種斷食方式稱為「一日一餐」（OMAD），這種晚餐至隔天晚餐斷食有幾個好處。我最喜歡的好處之一，它是一種修復腸道絕佳的方法。麻省理工學院的研究證明，二十四小時不進食會刺激你的身體產生腸道幹細胞[註2]。這些幹細胞會修復你在腸道黏膜層的損傷，這對於任何患有腸道疾病的人來說都很重要。正如你在第八章中會閱讀到，你有一整組分解雌激素的細菌，二十四小時斷食有助於改變腸道環境，讓這些細菌大量繁殖。

二十四小時斷食也會讓你的胰島素值長時間內保持在低水平，迫使你的身體尋找多年前儲存在體內的糖和胰島素。許多人發現這種斷食方式既簡單又有效，每天只要吃一餐即可，但我不建議你每天進行這種斷食。我通常會建議患者每週進行一到三次這種斷食，取決於他們期望刺激的療癒反應有多深。

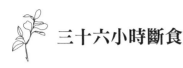

三十六小時斷食

這種斷食方式可以協助你克服胰島素阻抗的問題。當我的患者能夠適應間歇性斷食和二十四小時（晚餐至隔日晚餐斷食）並希望減掉更多體重，我會建議他們進行三十六小時斷食。不進食的時間越久，你的身體就越需要去尋找多年前儲存在體內的食物。對於減重非常困難的患者，我會建議他們每週進行一次這種斷食法，直到他們的體重明顯下降。

這似乎難以置信，對吧？我在臉書上有一個名為「重置者聯盟」（Resetter Collaborative）的免費斷食社群，我們每月會進行一次每週斷食訓練。這是一群來自世界各地令人佩服的人，他們透過斷食體驗互相支持。我稱他們為「重置者」（Resetters），因為他們對重置自己的健康非常有承諾。每個月我會教導一種不同的斷食方式，很多時候，這些重置者會在這一週進行較長時間的斷食，例如三十六小時斷食。一次又一次，每月與我們一起進行每週訓練的重置者都會看到自己的體重開始下降。

細胞自噬斷食

這可能是我最喜歡的斷食法，原因有兩個。首先，它的效果顯著；其次，這個方法相對容易執行。還記得大隅良典博士和他

的細胞自噬研究發現嗎？事實證明，細胞自噬有一個效果最好的時間範圍，即在十七到七十二小時之間。當你在這個範圍內斷食時，你的細胞就會進行大規模修復。這對於減緩老化過程、減少關節發炎和刺激減重非常有用。

刺激細胞自噬有兩大要求。一是禁食至少十七小時（如果你願意，可以禁食更長的時間）。另一個是將全天的蛋白質攝入量控制在二十公克以下。當你結合這兩大原則時，就會刺激細胞自噬，讓你的身體進行自我修復。

 ## 仿斷食飲食

南加州大學研究員瓦爾特・朗戈（Valter Longo）博士大力推廣這種斷食法。[註3]他發現，當你將卡路里攝入量控制在八百到一千之間，並避免動物蛋白質，且將蛋白質攝入量控制在二十公克以下時，你可以刺激幹細胞。

他的研究針對第一型和第二型糖尿病患者。他發現，當他讓患者進行每次為期五天符合這些要求長達三個月，身體就能產生足夠的幹細胞來修復受損的胰腺細胞。這多麼棒啊！當他的研究首次發表時，人們很難理解他在研究中使用哪些食物和斷食的要求。幸運的是，他將這些資訊公開，該計劃稱為ProLon®。對於那些希望獲得長時間斷食益處，但又不想進行長達三至五天的斷

食患者，我會推薦他們ProLon。ProLon對於像凱西這種不適合
斷食的人來說非常有幫助，她只要連續超過十三個小時不進食就
會感到頭暈。我的所有斷食技巧都試過了：前一天增加她的優質
脂肪攝入量，降低碳水化合物攝入量，並協助她慢慢將早餐時間
延後一個小時，不過都沒有任何進展，所以我讓她進行ProLon連
續五天，這真是臨門一腳，開啟了她進入斷食生活方式的大門。
經過五天的ProLon體驗後，她可以輕鬆地進行更長時間的斷食，
例如細胞自噬斷食和三十六小時斷食。

 無水斷食

　　關於無水斷食的傳言眾說紛紜，讓我先澄清一下這究竟是
什麼。無水斷食是指你在十二至二十四小時內不進食或不喝
水。迄今為止，我們對這種斷食方式的唯一研究是針對穆斯
林族群在齋戒月期間所做的研究。無水斷食有幾個主要的療
效。第一，它向身體發出信號，以產生腦源性神經營養因子
（BDNF），這就像是大腦的肥料。

　　這有助於大腦生成新的神經元，從而增強記憶和學習。

　　無水斷食的另一個療效是降低發炎，這對於患有關節炎或慢
性疼痛問題的更年期女性可能很有幫助。[註4]

　　無水斷食的第三個好處是有助於平衡膽固醇值。研究證明，

無水斷食可以增加HDLs（好的膽固醇）並降低LDLs（壞的膽固醇）。[註5]無水斷食對更年期婦女的第四個好處是，它可以預防骨質疏鬆症。在間歇性無水斷食期間，身體會分泌一種名為副甲狀腺素（PTH）的荷爾蒙，PTH有助於促進骨骼吸收和形成，同時增加血液中的鈣含量。[註6]

　　儘管無水斷食的好處很多，但我還是想給你一些建議。首先，我不建議進行無水斷食超過二十四小時，因為身體本身並不適合幾天不喝水。其次，許多人認為無水斷食一天的效果相當於清水斷食三天，但我遍尋各種研究，就是找不到支持這份結果的資料。無水斷食無法取代較長時間的清水斷食。儘管如此，相較於相同時間的清水斷食，我確實看到我的患者在進行二十四小時無水斷食後，往往會進入更深層的生酮狀態。

　　我的許多患者都很喜歡斷食，他們會嘗試各種的斷食，尋找哪一種對他們的效果最好。有些人對無水斷食有顧忌，但凱倫在停經後擔心骨質疏鬆症，她希望斷食可以幫助她提高骨質密度。她看到我在網站上發布關於無水斷食刺激副甲狀腺素分泌的研究，受到激勵決定嘗試一下。她接受我的建議，一開始只進行十二小時無水斷食，每週一次。經過幾個星期，當她適應無水斷食後，她決定將其延長至二十四小時。在連續三個月進行每週一次無水斷食後，她留意到自己的體重下降得更快，思緒更清晰，當她回診進行骨質密度掃描時，她的骨質密度大為改善，這就是

斷食的神奇效果！

 三至五天清水斷食

　　這是所有斷食法的女王。長達三天或更長時間不進食只喝水聽起來很嚇人，但這可能是一次神奇的體驗。瓦爾特・朗戈（Valter Longo）博士近年大力推廣這種斷食法，他發現，接受化療的癌症患者如果三天不進食，就可以重新啟動整個免疫系統。老化的免疫細胞，如白血球細胞、輔助型T細胞和CD4細胞，在為期三天或更長時間的清水斷食後會耗損而再生，這個再生的過程是由幹細胞的分泌所產生。對於那些想要預防癌症、修復身體受損部位，或尋求更深層細胞重置的患者，我會推薦他們這種斷食法。每年進行幾次三到五天的清水斷食可以如奇蹟般地減緩老化的過程、促進新陳代謝、重新啟動免疫系統，並使受損的腦細胞再生。

　　如何決定何時使用這些斷食法呢？這就是為何我稱之為斷食生活方式的原因。最終，我希望你能夠隨心所欲善用這七種類型的斷食法。我知道其中有一些看似讓人難以消受，尤其是新手。但研究很明確指出：斷食具有療癒的效果。當你經歷更年期，你需要額外的療癒。更年期是一個關鍵時期，如果你學會如何週期性進行這些斷食，你就可以大幅減緩老化的過程。

我的大多數患者每週都會進行一次斷食。我建議他們從5-1-1的變化版開始。一週五天進行間歇性斷食十三至十五小時，每週一天進行更長時間的斷食，盡量達到二十四小時晚餐至隔天晚餐的斷食；另外，每週有一天不斷食，這是建立斷食生活方式一個很好的開始。此外，我還會鼓勵患者做的其他的變化，例如4-2-1或3-3-1的方式。

　　4-2-1變化版適合想要減重更多的人。每週有四天斷食十三至十五小時；每週有兩天進行二十四小時晚餐至隔天晚餐斷食；每週一天不斷食。如果你想要進一步減重，這是一個有效的變化版。

　　最後，對急需療癒或減肥極度困難的患者，我會使用3-3-1變化版。這個版本包含大量的斷食方式，每週有三天讓患者進行細胞自噬斷食；每週三天進行二十四小時晚餐到隔天晚餐斷食，每週有一天將斷食時間延長到三十六小時（我知道這樣已經超過了一週）。至於較長時間的斷食，例如三到五天的斷食，我建議每年兩次，以保持在最佳健康的狀態並預防疾病。

　　請帶著好奇心與樂趣嘗試這些斷食法。如果你想了解這些斷食法的運作原理，以及哪一種最適合你，請加入我的「重置者聯盟」（Resetter Collaborative）。這是臉書上的免費社群：http://bit.ly/Resetters，你可以透過這個社群進一步了解斷食法，這個社群中有許多新手，你會遇到來自世界各地在斷食方面獲得

驚人結果的同好。以47歲的特蕾莎為例，她是重置者聯盟的成員，喜歡將間歇性斷食、晚餐至隔天晚餐斷食和三天清水斷食結合在一起應用，過去一年她沒有間斷過，體重減掉了二十一公斤，很酷吧！

什麼時候不宜進行斷食？

現在，我知道你對斷食已經躍躍欲試，在進行之前，讓我們來談談什麼時候不宜斷食。如果你正處於更年期，這對你來說非常重要。如果你仍然有月經週期，我強烈建議你在週期前一週不要進行長時間的斷食。這時你需要產生黃體素。如果你連續斷食二十四小時或更長時間，你的黃體素值會比目前的更低，在此期間你可以進行間歇性斷食。我經常被問到：「如果我不確定我的月經週期該怎麼辦？」如果你有月經週期，請開始追蹤，即使週期不規律，而且你若已經過了週期的第二十一天，請確保接下來不要進行長時間的斷食（二十四小時或更長時間）。如果你仍然有週期但不規律，我發現一個很好用的應用程式「Clue」，你可以在手機上下載並輸入你的月經開始日，這是一個簡單的方法以便追蹤不斷變化的月經週期。一旦你已經一年或更長時間沒有月經，你就不再需要遵循上述的建議，你可以隨時進行斷食。關於建立斷食生活方式，我對你的最後建議是不要為難自己，讓自己

招架不住。如果你在閱讀這些斷食方案，無法想像自己可以做到長時間的斷食，那就從小細節開始。一旦你習慣了斷食，斷食就會變得很有趣；當你養成斷食的習慣，奇蹟就會發生。

瑞詩瑪的故事

　　瑞詩瑪在49歲時開始斷食，她每天進行十六小時的間歇性斷食，她發現間歇性斷食有很多好處，例如精神更好和體重減輕。多年來，她一直為小腸菌叢過度增生（SIBO）所苦，這是一種導致嚴重腹痛和腹脹的腸道生態失調症狀。她通過飲食成功緩解了SIBO，但她想嘗試加入斷食。一旦她在適合她的飲食中加入斷食，她的體重大幅下降。多年來，她第一次因為再次感到健康而受到鼓舞。

　　和許多人一樣，一旦瑞詩瑪開始感覺健康，她就開始鬆懈，對飲食習慣和間歇性斷食掉以輕心，於是體重回升和腸道症狀又再次出現。她知道自己必須重新調整，因此我為她量身打造一種斷食的生活方式。起初，她猶豫是否要進行比間歇性斷食更長的斷食法，但她讀到很多人透過斷食獲得令人難以置信的效果，因此她也想試試看。首先，我讓她每週兩次將斷食的時間延長至十八小時，並在每週增加一次從晚餐到隔天晚餐的斷食。最終，她愛上了這些較長時間的斷食，甚至還進行一天的無水斷食。

在進行新的斷食法後，她的體重下降了，這真的令人振奮。但她的腹脹問題依然存在。我鼓勵她進行一些更長時間的斷食，例如四十八小時，這為她帶來顯著的改變，她的體重減輕更多，而且腹脹的問題也解決了。

正當她找到自己的斷食節奏時，她的左耳出現疼痛的新症狀，且沒有好轉。她進行了聽力測試和電腦斷層掃描，但結果都正常。在她內心深處，她想知道這是否與她的腸道問題有關。由於她在斷食方面效果顯著，她決定試試看如果加強她的斷食計劃，她的耳朵症狀是否會消失。

一天早上，她醒來後說：「就這樣吧！我要進行七十二小時的斷食。」到了斷食的第三天，她的疼痛就消失了，這就像一個奇蹟。她堅信：斷食可以治癒疾病。

現在，斷食七十二小時已經成為她治療身體任何不適的一種儀式。在斷食期間，她的精力充沛，腦霧消失，甚至變得更有創造力。她是一名食譜作家，當她進行斷食時，她在廚房中的創造力非常驚人。當她的小腸菌叢過度增生（SIBO）突發時，她很少再出現腹脹的情況，並且在斷食期間，疼痛也消失了。最棒的是她距離目標體重只差六公斤。當她開始斷食時，她的體重為七十八公斤，如今，她的體重已減至六十一公斤，斷食真的很神奇。

建立斷食生活方式的步驟

- 將早餐延後一個小時。
- 繼續將早餐延後，直到你習慣間隔十五個小時。
- 讓間歇性斷食（十三至十五小時不進食）成為生活習慣。
- 每週一天，進行一次晚餐到隔天晚餐的斷食。
- 一旦掌握了上述步驟，你可以開始嘗試其他的斷食法。
- 加入我的重置者社群，並嘗試參加我們的斷食訓練週來增強你的斷食功力。

　　斷食能以多種神奇的方式治癒你的身體。如果你是斷食新手且不熟悉，我強烈建議你按照上述步驟進行。我見過最擔心的斷食者很快就能掌握斷食的訣竅。斷食具有療癒的功效，我很期待你可以親身體驗這種感覺。接下來讓我們來談談一旦你打開這扇飲食法的窗口後，你到底應該吃些什麼。

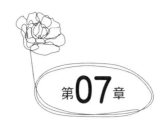

第**07**章

緩解更年期的生酮方案

　　既然你已經了解何時進食的原則，接下來我們要談談該吃什麼。在本章中，我想指引你哪些食物有助於提高那些正在下降的荷爾蒙。如果你像許多女性一樣，一生中的大部分時間都在計算卡路里，那麼當你想減肥時，你會少吃多動。我們稱這種減重策略為「計算熱量減肥法」，這是最糟糕的減肥法之一，只要看看目前肥胖的流行程度就知道了。許多女性只吃富含化學物質的低脂食物，並試圖在健身房長時間鍛煉以消耗這些食物，讓自己處於挨餓的狀態。這種減肥法不僅難以持續，而且還會干擾你的新陳代謝，讓你日後減肥更加困難。我並不是告訴你不要運動，而是我告訴你不要再計算卡路里了。

　　如果不計算卡路里，那要計算什麼？請記住，這本書的重點是幫助你透過生活方式來平衡你的荷爾蒙。你的卡路里攝取量不一定會改善你的荷爾蒙起伏不定的情況，你需要的是控制你的食物種類。

　　從現在開始，我希望你從宏量營養素（macros）的概念來思考你的食物。宏量營養素是指構成食物熱量的營養素，我希望你

把重點放在碳水化合物、蛋白質和脂肪這三種宏量營養素。在更年期階段，每一種宏量營養素都有不同的作用，同時，每一種宏量營養素也會以不同的方式提高你的胰島素值。

還記得荷爾蒙層次結構嗎？胰島素影響性荷爾蒙。如果你想開始平衡雌激素、黃體素和睾固酮，首先你要確保攝入的食物類型不會持續提高你的胰島素值。

若要了解飲食如何影響你的胰島素值，你可以查看醫生每年為你進行的血液檢查報告。當你每年進行一次健檢時，通常都會進行一個完整的血液分析。在血液檢查中，有一項名為糖化血色素（HbA1C）的指標。糖化血色素會告訴你過去三個月你的胰島素水平趨勢。若要預防疾病，你會希望該數字低於五；若要長壽，你更會希望該數字低於三。

了解身體可能產生多少胰島素的第二種方法是使用家用血糖讀數儀密切監測你的血糖值，你可以在當地的藥房輕鬆買到這種血糖儀。當你的血糖值升高時，胰島素也會升高。這是定期測量血糖值的最佳方法，市面上有多款好用的家用監測儀，我向患者推薦的是Keto-Mojo。我鼓勵所有的患者每天早晨測量血糖。在大多數的日子裡，血糖的讀數最好保持在70到90mg/dls之間。如果讀數持續高出這個範圍，可能會迫使你的胰腺產生過多的胰島素，從而擾亂整個荷爾蒙各層級的漣漪效應。

你要如何透過飲食來降低血糖和胰島素值呢？這一切都要回

歸到你的宏量營養素。為了讓你更了解這些營養素，接下來我們會逐一詳細解說。

 碳水化合物

在這三種宏量營養素中，碳水化合物通常對你的血糖和胰島素值影響最大。精製碳水化合物，如麵包、麵食和甜點對胰島素的衝擊最大。水果和蔬菜等纖維碳水化合物使血糖升高的幅度較小，因此對胰島素的起伏影響也相對較小。

控制高胰島素值的第一步是從飲食中去除精製碳水化合物，就像間歇性斷食一樣，光是這項改變就可以顯著改善你的更年期症狀。如果你將間歇性斷食與不含精製碳水化合物的飲食結合在一起，你可能會立即感受到你的能量增加，飢餓感下降，思維更清晰。我經常在我的患者身上看到這種情況。當你完成這一步後，下一步就是開始計算宏量營養素。我建議你在一開始學習計算宏量營養素的原則時，使用應用程式來追蹤你的宏量營養素攝入量。市面上有許多很好的應用程式可以協助你，其中一個我比較喜歡的程式為「碳水化合物管理」（Carb Manager）。

首先，每天在「碳水化合物管理」（Carb Manager）應用程式中輸入你的食物，為了保持血糖和胰島素值在健康的範圍內，你需要將淨碳水化合物攝入量控制在五十公克以下。請注意，我

指的是淨碳水化合物。不用擔心，「碳水化合物管理」應用程式會幫你計算淨碳水化合物。重要的是，你要知道總碳水化合物和淨碳水化合物之間的差異。淨碳水化合物是總碳水化合物減去纖維的含量。纖維有助於分解有害的雌激素，所以我希望你攝取大量的纖維。

當你的淨碳水化合物攝入量控制在五十公克以下時，你的血糖應該會降至七十至九十的健康範圍內。當你的血糖在此範圍內，這應該會促使身體產生酮體。酮體是肝臟從燃燒碳水化合物轉為燃燒脂肪以獲取能量的信號，這是多麼美妙的事啊！當你訓練身體可以做出這種轉變時，你會發現減重的速度會變得更快。

酮體對大腦也有強大的修復作用，尤其是下視丘和腦垂體，這是大腦中協調所有荷爾蒙分泌的地方。在血糖儀上有一個酮體顯示鍵，你會希望看到酮體讀數高於0.5，我們稱之為營養生酮狀態，我們希望的範圍在0.5到5.0之間，只要你在這個範圍內，你就是在燃燒脂肪以獲取能量。

在討論蛋白質之前，我想指出降低碳水化合物攝入量的一個重要部分。一旦你看到身體在這種低碳水化合物狀態下的運作效果，你會忍不住繼續降低碳水化合物的攝入量，這通常意味著犧牲蔬菜的攝取量，對更年期的女性來說，可不是一個好主意，因為你需要蔬菜來分解雌激素。在接下來的章節中，你會看到我為

你提供的完整策略，讓你餵養腸道中分解雌激素的細菌。

　　我不建議更年期女性進行低生酮飲食，低生酮飲食通常包括將碳水化合物控制在二十公克以下。相反，我提倡益生菌生酮（ketobiotic）飲食。益生菌生酮意味著將淨碳水化合物攝入量控制在五十公克左右，讓大量的綠色蔬菜以及富含益生菌和益生元的食物來分解雌激素。我將在第八章中詳細介紹富含益生菌的食物。

 ## 蛋白質

　　當談到蛋白質時，我希望你留意兩件事。首先是蛋白質的品質，在你吃的所有食物中，肉類的毒性可能最大。我們吃的動物通常會被注射抗生素和生長激素，而且往往餵食動物大量穀物。無論這些肉類被放入什麼，都會進入你的體內，這些化學物質對你的荷爾蒙可能會造成嚴重的破壞，因此在討論蛋白質時，第一步就是吃未受汙染的食物。這意味著盡可能選擇草飼的有機肉類，我稱之為乾淨的肉類。你要開始閱讀標籤並查看肉品中含有什麼成分。你會看到許多肉類標籤上寫著「不含抗生素飼養」、「草飼」或「不含荷爾蒙」等字樣。當你盡所能選擇乾淨的蛋白質後，讓我們來看一下你的蛋白質攝入量。通常，當一個人開始低碳水化合物飲食時，他們就會增加蛋白質的攝入量，這種交換

並不值得，因為蛋白質也會提高你的胰島素值，最好將你的蛋白質攝入量控制在每天五十公克以下。如果你使用「碳水化合物管理」應用程式來測量你的淨碳水化合物，請確保同時輸入你的蛋白質數值。當你開始試著了解你的宏量營養素攝入量時，這種測量方式非常方便。

 脂肪

你開始測量的第三個宏量營養素是脂肪。就像蛋白質一樣，我們的脂肪也有好壞之分。在更年期階段，攝入健康的脂肪並避免不健康的脂肪至關重要。原因如下：你的身體是由數十億個細胞組成，這些細胞的表面有受體點，它們會接收荷爾蒙，讓荷爾蒙進入細胞進行活化。一旦荷爾蒙進入細胞發揮作用，你的整體感覺就會很好。這些受體點很容易被兩種物質堵塞：毒素和壞脂肪。對更年期的婦女而言，受阻的受體點是一大要害。記住，你現在產生的荷爾蒙比以往任何時候都還要少，所以如果因受體點受阻而導致體內產生的荷爾蒙無法進入細胞，那麼你的更年期症狀將會加劇。這就是為什麼監測脂肪宏量營養素的第一步是確保你攝取的是好的脂肪而不是壞的脂肪。

最常見的健康脂肪：

- 橄欖油

- 酪梨油

- 椰子油

- 草飼奶油

- 生堅果和堅果醬

- 印度酥油（無水奶油）

你要避免的不健康脂肪：

- 芥花油

- 植物油

- 部分氫化油

- 大豆油

- 人造奶油

- 玉米油

- 紅花油

- 葵花籽油

　　另一個重要的概念是，選擇有機而不是變質的脂肪。這些荷爾蒙受體點可能會被殺蟲劑堵塞，非有機脂肪中含有大量殺蟲劑。當你只選擇有機脂肪時，你就可以避免攝入殺蟲劑。脂肪也

會因為存放太久而變質，變質的脂肪會使細胞膜發炎，同時使荷爾蒙難以進入細胞。在家裡，我們會購買較小瓶的油並頻繁更換以免變質。你可以透過聞氣味來判斷油品是否變質，變質的油明顯帶有一種獨特的濕紙板氣味。

一旦你釐清脂肪問題後，下一步就是計算你攝入多少脂肪。回到你的碳水化合物管理應用程式，確保你每天攝取的所有食物中60%以上來自脂肪。我建議你在計算脂肪方面是使用百分比而不是公克數。

當你在飲食中攝取脂肪時，你要記住一個重要的營養原則：健康的脂肪是你唯一的選擇。優質脂肪不僅可以滋養你的細胞，還可以修復你的大腦，減緩飢餓感，讓你整天保持穩定的能量。我知道對許多人來說，一想到攝取那麼多的脂肪就害怕，但我向你保證，平衡荷爾蒙和減肥的關鍵在於降低碳水化合物攝入量、適量的蛋白質並增加脂肪的攝取量，我已經見證過無數的婦女從中受益。

如果前述的信息對你來說很陌生，我希望你在進行調整之前，先適應這些飲食改變。許多人在接下來的數月會一直進行上述的三個步驟（低碳水化合物、適量蛋白質、增加脂肪），然後再進行下一步。當我與患者進行一對一治療時，我會確保他們每週至少有80%的時間遵循這些步驟。一旦他們養成這種飲食習慣，我們才會進入下一步：根據月經週期調整飲食。

根據月經週期調整飲食

接下來我要告訴你的事情是原本在你一進入青春期時就應該教你，我不知道為什麼我們沒有教導所有的女性，在月經週期的不同時期有不同的營養需求。每個月不同的時間點，你的體內會有各種荷爾蒙起伏，你可以透過在週期的特定時間吃某些食物來支持這些荷爾蒙。

我明白很多人可能沒有月經週期或月經週期不規則，所以可能會想跳過這一步，但千萬別這麼做。讓我先教你根據月經週期來調整飲食的原則，然後我們再談如何根據你的更年期階段來規劃飲食方案。

在你的排卵期，你會經歷兩個排卵階段：卵泡期和黃體期。卵泡期是從週期的第一天到第十四天，在這個階段，你的身體正準備釋放卵子進行排卵。第二個階段稱為黃體期，在週期的第十五天至二十八天，此時你的子宮內膜已經準備好受精卵著床。在你需要了解關於這兩個階段最重要的事情是，在二十八天的週期內，你會出現兩次荷爾蒙大幅激增的情況：第十二至十四天和第二十一至二十八天。第一次激增是身體需要最多的保護性雌激素，第二次則是身體需要最多的黃體素。

當你進入更年期階段，你的雌激素和黃體素會迅速下降。這種下降會造成你的經期不規律，同時也是導致你出現症狀的原

因。一旦你意識到這一點，你可以在月經週期的特定時段吃特定的食物來支持雌激素和黃體素的產生。

　　我知道這很複雜，請堅持下去，我會盡量化繁為簡。首先，我們要了解哪些食物會增加雌激素和黃體素。以下是我最喜歡的一些食物：

促進**雌激素**的食物：

- 亞麻籽
- 芝麻
- 黃豆／毛豆
- 大蒜
- 杏桃乾、椰棗、李子
- 桃子
- 莓果
- 十字花科食物，如綠花椰菜、白花椰菜和抱子甘藍

促進**黃體素**的食物：

- 豆類
- 馬鈴薯
- 南瓜
- 藜麥
- 熱帶水果
- 柑橘類水果

乍看之下，你會注意到這些食物中許多含有較高的碳水化合物。你甚至心想：「我怎麼可能保持每日碳水化合物的攝入量在五十公克以下，同時又要吃馬鈴薯和熱帶水果？」這就是根據月經週期調整的重點，以下是我的患者在更年期時最常見到的三種情況。很可能你是以下三種情況之一。

 ## 你有規律的月經週期

如果你目前仍然有規律或半規律的月經週期，我希望你開始追蹤它。我喜歡使用Clue應用程式。現在我已經50歲，我常自我解嘲，我比十幾歲時的自己更積極追蹤我的月經週期。但是，根據月經週期調整飲食對於緩解我的更年期症狀非常有用，因此我更認真記錄我的月經週期（每次月經來潮時）並透過飲食來促進荷爾蒙的平衡。

一旦你養成追蹤月經週期的習慣，我希望你特別留意上述兩種荷爾蒙激增的時段。在雌激素激增期間（通常發生在第十二至十四天），我建議你不要計算宏量營養素，盡可能多攝取促進雌激素生成的食物。在黃體素激增的期間（通常在第二十一天左右，並持續到月經來潮日），我希望你盡可能多攝取促進黃體素生成的食物。這兩個階段的飲食規則相同：你不需要計算宏量營養素。我將這種飲食方式稱為「二十八天荷爾蒙重置方案」，因

為它對胰島素、雌激素和黃體素會產生影響。

　　我教過很多女性這個調節荷爾蒙的技巧，幾乎每次我都會被問到這個問題：「這樣不會變胖嗎？」和「這樣會不會讓我脫離生酮狀態？」通常這些情況來自於那些遵循我在本章中列出的第一步驟，並且受益良多的女性，但他們因為感覺太好了而害怕生活方式突然改變太多。

　　如果這些也是你的顧慮，你可以採取以下的方式。在這些荷爾蒙激增的日子裡，你仍然可以進行間歇性斷食，確保在此期間斷食至少十五個小時。當你不在月經週期荷爾蒙激增的期間，我希望你遵循前述宏量營養素的原則，並進一步嘗試一些較長的斷食，例如細胞自噬斷食或晚餐到隔天晚餐斷食。如果你想要減重，你可以在月經週期的第一到第十二天之間，以及第十五到第二十一天之間的任何時間進行三十六小時斷食。這種變化可以讓你的身體在需要時產生荷爾蒙，並且在身體不需要這些關鍵荷爾蒙時仍然保有生酮狀態的好處。

　　很難以置信吧？讓我告訴你，這是根據我的個人經驗。當我初次感受到低生酮和斷食的生活方式對我的健康狀況有益時，我便很少吃碳水化合物，並且經常進行長時間的斷食。然而，卻使我的性荷爾蒙急速下降，更年期症狀百出。我的黃體素值太低，以至於我的月經週期變得不規律，從原本的微量出血到大出血，我必須請假在家處理我的大出血。在月經週期的

前一週，我感到非常焦慮和極度煩躁，這種焦慮嚴重到即使坐在家裡的沙發上都無法放鬆。這些都是黃體素極低的徵兆。一旦我致力執行我在這裡提出的「二十八天荷爾蒙重置方案」，這種失控的狀態就改善了。從原本微量出血和嚴重出血到焦慮症狀，一切都得以緩解。現在，隨著進入更年期，我能感覺到自己的月經週期正在放慢，但這是一個更溫和、更平靜的過程，不再像坐雲霄飛車一樣，而是感覺到我的卵巢正在慢慢停工，不再像幾年前那樣劇烈的起伏。

 ## 你有不規律的月經週期

如果你不確定月經週期何時到來，那該怎麼辦？在接近停經後的階段時，這是很常見的情況。

我的第一個建議是，當你的月經週期來時，立即開始追蹤，即使只有一天的血流量。讓這一天成為你的月經週期第一天，然後遵循「二十八天荷爾蒙重置方案」。對許多在更年期階段出現月經週期不規律的患者來說，「二十八天荷爾蒙重置方案」可以使他們的月經週期恢復部份的規律。記住，進入更年期的平均年齡在52至55歲之間。如果你在50歲之前進入更年期，這可能是身體不平衡的跡象，需要做一些調整。遵循上述策略往往可以解決這些不平衡，使你的週期再次變得規律。但若到了第二十八

天，你的月經仍然沒有來的跡象，那該怎麼辦？如果你遇到這種情況，我建議你就當第二十九天是你另一個週期開始的第一天，即使你的月經沒有來，並且在你的Clue應用程式將其標記為第一天，然後從新開始進行「二十八天荷爾蒙重置方案」。如果你的月經仍然沒有來，請繼續進行「二十八天荷爾蒙重置方案」，直到你完全停經。如果你的月經確實在重置期間的某個時刻出現，那你只要月經出血的第一天開始，重新進行「二十八天荷爾蒙重置方案」即可，然後繼續執行這個方案，直到完全停經。

 ## 你沒有月經週期

如果你已經停經，不確定自己是處於更年期的哪個階段，但已經多年沒有月經了，那你應該怎麼做呢？如果你不到50歲，我建議你遵循上述為月經週期不規律的女性設計的「二十八天荷爾蒙重置方案」。請記住，你很可能太早進入更年期了，對在我的診所中，有許多在50歲之前沒有月經的女性來說，遵循「二十八天荷爾蒙重置方案」可能會讓他們月經的週期再次開始，這是因為這種飲食方式可以平衡胰島素和性荷爾蒙。

如果你已經超過50歲，並且一年多沒有月經了，那麼你很可能已經正式停經。對你來說，荷爾蒙生成的日子不再重要，因為你的卵巢已經退役，但你仍然需要一些雌激素和黃體素。你會

發現一些荷爾蒙增加的日子對你仍然很有幫助。同時，你也會因為採用進一步的益生菌生酮（ketobiotic）飲食而受益更多，並且可以隨時進行更長時間的斷食，你不需要考慮時間點，但你仍然需要留意荷爾蒙的狀況。我的建議是，在80%的時間採取益生菌生酮飲食，使用我在本章開頭提及的宏量營養素指標（**五十公克淨碳水化合物、五十公克蛋白質、大於60%的脂肪**），並且在20%的飲食時間進食是為了增加荷爾蒙（不計算宏量營養素）。在一週的時間表中，花一到兩天專注於補充荷爾蒙，其餘的時間則維持益生菌生酮飲食。

　　很混亂嗎？我知道對一些人來說這可能是一種新式飲食法。以下我為大家做一個總結，請務必按照我列出的順序執行。如果你在尚未掌握益生菌生酮飲食方式之前就進行根據月經週期調整飲食法，那你可能會覺得很困難。首先，你要先熟悉益生菌生酮飲食，然後再進行月經週期調整飲食。如果你不確定你的月經週期何時來或結束，你只需要遵循「二十八天荷爾蒙重置方案」即可。採用這種飲食方式不會出錯，因為你仍然可以通過益生菌生酮飲食法降低胰島素值，並透過荷爾蒙生成日中增加有幫助的雌激素和黃體素。如果你仍然不清楚，你可以參考本章末尾的「二十八天荷爾蒙重置方案」的總結。

瑞貝卡的故事

　　59歲的瑞貝卡已經停經，我和她合作多年。她的生活很忙碌，有很多社交活動、工作和旅行。當我第一次為瑞貝卡規劃飲食方案時，她面臨的挑戰之一就是連續斷食和生酮飲食，不是因為她沒有意願，而是她的行程安排太滿，很難持續下去。於是我為瑞貝卡找到一個解決方案，讓她可以達到預期的結果，同時又能在與朋友玩樂時保有彈性。

　　對瑞貝卡來說，最有效的方法是我為我的社群設計的重置方案之一。名為「十五天女性新陳代謝重置方案」，其中採用不同的斷食和飲食方式，專門幫助女性減重。對於瑞貝卡來說，每年可以進行多次這個重置方案是重點。在過去一年中，她已經進行幾次這個重置方案，並成功減重十公斤。這個方案的成效非常驚人，讓她可以靈活安排社交行程，同時得到想要的減重效果。她發現，每當她的生活偏離軌道或感到失控時，她只需要進行「十五天女性新陳代謝重置方案」即可。這個方案很簡單，並且提供她需要的多樣性，讓她的生活可以重新回到正軌。

　　減重並不是瑞貝卡唯一的成果。當她進行「十五天女性新陳代謝重置方案」後，她的精神變得更好，而且發炎的情況減少、肌肉僵硬的狀況改善、心情也好起來了，我很高興有這個工具可以幫助她。

平衡荷爾蒙的飲食步驟

- 去除精製碳水化合物。
- 保持淨碳水化合物攝取量低於五十公克。
- 攝取乾淨的蛋白質。
- 保持蛋白質攝取量低於五十公克。
- 攝取健康的脂肪；避免不健康的脂肪。
- 確保每天攝取的食物中有60%以上是來自健康的脂肪。
- 當你掌握這些步驟後，你可以開始進行「二十八天荷爾蒙重置方案」。

　　在過去幾年中，生酮飲食大受歡迎，但也有一些負評，尤其是對女性而言。其中主要的原因是許多女性並未被教導如何利用荷爾蒙週期來進行低碳水化合物飲食。在我的《月經週期斷食療法》（*Fast Like a Girl*）一書中，我詳細介紹各個年齡層的女性要如何進行斷食。我強烈認為，進入更年期階段的女性需要以不同的方式進行生酮飲食。我在本章中規劃的方案是一種絕佳的方式，不僅讓你可以享受生酮飲食的益處，同時又能保護腸道菌群和平衡荷爾蒙，這真是一個兩全其美的方案。

28天荷爾蒙重置方案

第01天至第11天： 生酮飲食搭配自選的斷食法

第12天至第14天： 促進雌激素生成的食物搭配間歇
性斷食法

第15天至第21天： 生酮飲食搭配自選的斷食法

第21天至第28天： 促進黃體素生成的食物搭配間歇
性斷食法

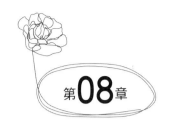

第08章

認識你的雌激素代謝菌群

　　我有好消息和壞消息，好消息是：我剛剛教給你有關於飲食、斷食和荷爾蒙的一切知識都適用於人體細胞。壞消息是：據目前估計，人體細胞僅占人體的50%左右，其餘部分是細菌、真菌、寄生蟲和病毒。聽起來很噁心是嗎？其實不然，這些微生物可以創造奇蹟。這些微生物的奇妙之處在於，你可以餵養它們健康的食物，這樣它們就會變得更強大。在本章中，我要向你介紹如何增強這些神奇微生物的力量。

　　首先，讓我向你介紹你的微生物基因體（microbiome）。「微生物基因體」這個術語是用來解釋生活在你的體內和表面所有驚人的微生物。你的身上有數萬億種不同的微生物，它們存在於你的皮膚表層、腸道內、每個器官周圍以及陰道和鼻腔黏膜中。你的口腔甚至有一個完整有益菌的微生物世界。如果你和大多數人一樣，你可能從小就被教導微生物很可怕。

　　我們生活在一個對殺菌狂熱的世界，幾乎所有事物都有抗菌解決方案。但我們忘記的是，我們身上有壞菌和好菌之分，有益細菌會為我們製造一些非常神奇的化學物質，比如讓我們快樂的

血清素，或者是鎮定大腦的GABA（γ-胺基丁酸）我們有控制免疫系統、調節血糖和促進新陳代謝的細菌。甚至擁有一整組細菌可以幫助我們清除體內有害的雌激素。細菌是我們的朋友，但我們只被教導如何消滅它們，是時候改變這種情況了。我想教你如何培養和滋養這些神奇的細菌，以便讓你獲得它們為你帶來的所有健康益處。

　　培養有益細菌有兩種方法。首先，你要停止破壞它們。我會告訴你避免一些最具破壞性的習慣。其次，你必須餵養它們，不要殺死它們，並且讓它們吃得飽：就是這麼簡單。將這些有益細菌視為住在你體內的寵物，你要創造一個讓它們能夠茁壯成長的環境。

 ## 什麼會破壞有益細菌

　　在這個充斥抗生素的世界，不僅消滅了有害細菌，同時也殃及有益細菌。如果你想培養這些有益細菌，你就要制止殺菌劑濫用。我們稱這些為抗菌劑，看看你的生活周遭，你可能每天接觸到哪些抗菌劑呢？

　　首先問問自己：

- 我是否有使用抗菌皂？
- 我是否有使用抗菌牙膏或漱口水刷牙或漱口？

- 我是否攝入含有抗生素的肉類？
- 從小到大，我總共服用過多少輪抗生素？

你接觸到的抗生素越多，你體內的有益細菌就越少。一輪處方口服抗生素可以殺死高達90%的有益細菌，徹底改變腸道菌群的多樣性。這是當今世界一個嚴重的問題，我們不在乎這些有益的微生物。我諮詢過數以千計的女性，他們服用過的抗生素數量多到數不清。這些女性患有抑鬱、焦慮和失眠，或被診斷患有多種自體免疫性疾病。缺少這些有益細菌意味著缺少讓你保持健康和快樂的化學物質。這是一個極為重要的概念，我想確保這是你重置微生物基因體時首要的任務：停止使用抗生素。

一旦你完成這一步，接下來我希望你採取的下一步就是盡量減少進入體內的毒素。這適用於從口腔中進入的毒素，也適用於塗抹在皮膚上的毒素。我將在下一章中更詳細探討毒素的問題，但我希望你現在能明白，你的體內毒素越多，你體內的有益細菌相對的就越少。

停止腸道受到毒害最簡單的方法就是停止食用人造食品。並非所有的食物都是一樣的，有些是天然製造的真正食物，有些則是加工的人造食品。水果和蔬菜等真正的食物通常不會破壞你的腸道微生物基因體，這些食物會滋養它們。而人造食品如防腐劑、人工甜味劑、食用色素、食品添加劑或氫化油等會使有益細

菌難以繁殖。以下是我強烈建議你定期遠離的食物清單，因為它們會破壞你的有益細菌：

- 味精（MSG）
- 人造食用色素
- 硝酸鈉
- 關華豆膠
- 高果糖玉米糖漿
- 人工甜味劑
- 反式脂肪（如部分氫化油、芥花油或植物油）

你會發現大多數人造食品都位於超市的中間貨架上，通常它們的保存期限較長，營養價值較低。我建議你盡可能在超市外圈購物，在這個範圍，你比較容易找到更容易腐爛的食物。它們在冰箱中的保存時間較短，但會對你的有益細菌有很大的助益。

最後，關於破壞你的有益細菌這一點：微生物的世界非常聰明，細菌之間經常互通有無。對於腸道微生物基因組和皮膚微生物基因組來說更是明顯。無論你放入腸道什麼，都會從你的皮膚排出，我們在痤瘡中看到這一點。腸道細菌難以分解乳製品，它會透過皮膚排出。同樣，你塗在皮膚上的東西也會影響你的腸道，如果你經常在皮膚上使用有毒化學物質或抗菌皂，這將會對你的腸道微生物產生不利的影響。這是一個非常重要的概念，因

此在我的微生物基因體重置方案中，我建議你使用富含益生菌的乳液（例如Systemic Formulas的Derma Colonizer）來保持皮膚微生物基因體的健康，從而支持健康的腸道微生物基因體。

如何餵養你的有益菌

既然你已經知道如何停止破壞有益細菌，現在讓我們談談如何餵養這些快樂的小生物。有益微生物喜歡吃三類食物：多酚類、益生菌和益生元。在麥可·波倫（Michael Pollan）的《食物無罪：揭穿營養學神話，找回吃的樂趣！》（In Defense of Food）一書中指出，「食物不要過量，以植物為主。」他說到了重點，我完全同意他的觀點。植物是有益微生物基因體的燃料，你吃得越多，你的好菌就越快樂。多酚類和益生元食物可以滋養已經存在的有益細菌，而富含益生菌的食物則會為你的腸道添加有益細菌，你需要在每天的飲食中平衡這三種食物。

我最喜歡的多酚類食物為：
- 丁香
- **橄欖**
- 黑巧克力
- 莓果類

- 生堅果類
- 紅酒

我最喜歡的益生元食品為：
- 奇亞籽
- 大麻種籽
- 亞麻籽

我最喜歡的富含益生菌的食物為：
- 酸菜
- 泡菜
- 富含益生菌的優酪乳
- 富含益生菌的飲品（康普茶、克菲爾飲品）
- 克菲爾奶

　　很遺憾，我們並沒有關於每天應該攝入多少這些食物的具體研究。但請記住，多樣性是關鍵。在我最近採訪《沃爾斯治療方案》（The Wahls Protocol）一書作者特里・沃爾斯博士（Terry Wahls），她提及攝入多種植物的重要性。沃爾斯博士有一個令人難以置信的經歷，她透過飲食緩解了多發性硬化症的症狀。我強烈推薦你看她的TED演講，主題為《關照你的線粒體》

（Minding Your Mitochondria）。在我們的談話，讓我印象最深刻的是她在一年內攝取兩百多種不同的植物。你不妨試試看，這是一個有趣的挑戰。我非常喜歡這個想法，我在〈青春永駐重置方案〉（Forever Young Reset program）中特別設計一整天的時間來研究植物的多樣性。在這一天，我讓參與者斷食二十四小時，以啟動腸道幹細胞生成，然後用十五種不同的植物來餵養他們腸道內有益的微生物基因體。

 ## 認識你的雌激素代謝菌群

所有的有益細菌都有不同的功能。有些可以產生神經傳導物質；有些可以保護你避免受高膽固醇的影響；還有一些可以協助你分解食物中的維生素B群，使其更容易吸收。這些細菌很忙碌，其中有一組細菌對你的更年期階段特別有幫助，它們名為「雌激素代謝菌群」（estrobolome）。這組有益細菌可以為你做兩件事：分解有毒雌激素和活化有益雌激素，這些是你要培養的細菌。

雌激素代謝菌群由六十多種細菌組成，當這些細菌大量繁殖時，你的荷爾蒙也會激增。雌激素代謝菌群中的微生物也會產生 β-葡萄醣醛酸酶（beta-glucuronidase），這是一種關鍵酶，可確保你在更年期產生的少量健康雌激素被活化並進入你的細胞。

你的 β-葡萄醣醛酸酶越多，被排出體外的有益雌激素就會越少。

記住，你的雌激素有好壞之分，如果你想在更年期保持最佳的健康狀況，你就要確保擁有足夠的有益雌激素，並且有能力分解有害的雌激素。當你的腸道微生物失衡時，β-葡萄醣醛酸酶的活性可能會改變。這種生態失衡會導致雌激素不平衡，而過多的雌激素是許多病變和慢性疾病的根源。

雌激素代謝菌群失去平衡的徵兆：

- 腹脹和消化不良
- 粉刺
- 性趣缺缺
- 月經流量大、月經流量小或不規則
- 乳腺觸痛感、腫脹和／或纖維囊腫
- 頭痛
- 體重增加
- 熱潮紅
- 情緒波動
- 多囊性卵巢症候群（PCOS）
- 乳腺癌或卵巢癌

　　了解雌激素代謝菌群最簡單的方法是進行居家糞便檢測。我推薦的檢測方法為Vibrant Wellness的Gut Zoomer。這項糞便測試不僅可以告訴你需要消除哪些病原體，還可以讓你了解自己的腸道有益微生物群是否平衡。如果你想平衡荷爾蒙、減重、停止慢性疼痛或改善情緒，這種檢測對你將會非常有幫助。

　　雌激素代謝菌群中，我最喜歡的兩種細菌為羅伊氏乳酸桿菌（Lactobacillus reuteri）和鼠李糖乳酸桿菌（Lactobacillus rhamnosus）。當你選擇購買益生菌時，請留意這些細菌，這些是有助於平衡雌激素的細菌，這兩種細菌都存在於我最喜歡的更年期女性補充品中：Systemic Formulas品牌的Femicrine。

　　滋養這兩種細菌的方法之一是在飲食中添加更多的植物雌激素。以下是一些對雌激素代謝菌群最有益的植物雌激素：

- 黑升麻
- 綠花椰菜
- 胡蘿蔔
- 聖潔莓（chaste tree berry）
- 有機咖啡
- 當歸
- 月見草
- 莢豆類（豆類、豌豆、花生）
- 甘草

- 橘子

- 紅花苜蓿

- 有機大豆（豆腐、天貝、味噌、豆漿）

 肝臟保健

你的肝臟是另一個分解雌激素的器官。你的肝臟、膽囊和小腸合作無間。如果你對腸道微生物基因體照顧有加，卻增加肝臟額外的壓力，最終你的荷爾蒙仍然會失衡。

以下為一些肝臟保健之道：

- 降低肝臟的壓力源，如酒精、藥物、油炸食物和甜點。

- 增加十字花科蔬菜攝入量，例如抱子甘藍、綠花椰菜和白花椰菜。

- 使用蓖麻油包（一星期三次）。

- 嘗試咖啡灌腸（一星期一次）。

- 服用補充品以支持可能過勞的肝臟獲得關鍵營養素。

 清除病原體

最後關於你的腸道微生物需要解決的一個重要問題：除了缺乏有益細菌外，你可能還要清除病原體。病原體是腸道微生物基

因體的霸凌者，它們霸占腸道內部，使有益菌難以生長。它們還可能控制你的食慾，並帶來不適的症狀。

病原體有各種不同的形式：寄生蟲、病毒、細菌和真菌。其中我認為危害荷爾蒙平衡最大的病原體是白色念珠菌，這是一種讓你渴望糖、精製碳水化合物和酒精的真菌，它會讓你產生腦霧、體重持續增加，並導致陰道酵母菌感染。

有幾種方法可以判斷你的腸道中是否有這種病原體。「渴望」是一個線索，我的一些對糖上癮的患者通常都有念珠菌感染，糖是念珠菌最喜歡的燃料來源，為了生存，它會讓你渴望糖。腦霧或耳鳴等頭部症狀是其他明顯的跡象，其他典型酵母菌感染的症狀，包括皮疹、皮膚癢或反覆發作的陰道感染。

早上起床觀察你的舌頭。如果舌頭上有白色或黃色的苔蘚，這也可能是念珠菌的跡象。當你斷食時，這種苔蘚尤其明顯。透過Gut Zoomer糞便檢測也可以確認你的腸道中是否有念珠菌或任何其他病原體。

 ## 重置你的微生物基因體

正如你看到的，你的腸道微生物基因體是一個脆弱且複雜的系統，但如果你好好照顧它，它將是守護健康的好幫手。由於微生物基因體對整體健康很重要，我想提供給你我為所有患者進行

的「微生物基因體重置方案」。除了本章中提到的其他建議外，以下是我建議你在日常生活中加入的三個重要措施：

更換牙膏

我強烈推薦一種益生元牙膏，它有助於滋養口腔中的有益細菌。這些有益細菌將幫助你分解食物，這樣你就不會將未消化的食物送入胃中。如果你缺少這種有益的口腔細菌，你就會將未預先消化的食物送入胃中。這通常會使未消化的食物在胃中發酵，助長念珠菌更茁壯。我向患者推薦的品牌是Revitin。

使用含有益生菌的乳液

還記得皮膚與腸道的連結嗎？當你洗完澡後，我建議你在腹部塗上益生菌乳液，這將使有益細菌從你的皮膚轉移到你的腸道。確保抹在肚臍上，因為肚臍和肝臟之間有胎盤連接。市面上有很多優質的益生菌乳液，我最喜歡的是Systemic Formulas的Skin Colonizer。

補充缺少的微生物

每天補充關鍵的保護性細菌對你的腸道非常重要，但我們大部分食物所生長的土壤都缺乏礦物質和有益細菌。因此，我推薦一款由Intelligence of Nature生產的Ion Gut Support補充品，

它有助於補充過去存在於我們土壤中但已流失的關鍵細菌。Ion Biome是由內分泌學家札克‧布希（Zach Bush）博士所創，他意識到他的許多患者之所以生病是因為缺乏微生物。他發現我們食物生長的土壤缺少十年前存在於土壤中的關鍵保護性有益細菌。當他將這些消失的細菌重新引入患者的腸道時，他們開始康復。在顯微鏡下，布希博士和他的團隊留意到，這些消失的細菌在攝入後二十分鐘內就能封住滲漏的腸道。一旦滲漏腸道被封住，毒素就不再進入血液。由於這些消失的微生物的治癒能力，我會建議所有患者持續使用這種補充品。他們甚至還有一款鼻腔噴霧劑，可以為你的鼻黏膜提供保護性細菌。

希望你現在對於支持自己的腸道微生物基因體有更多的了解。微生物基因體是一個新領域，每天研究人員都有更多的新發現，關於細胞對身體的益處，當你明白這一點後，你會在重置自己的腸道微生物基因體的過程中發現許多樂趣。

瑪莉的故事

當瑪莉40多歲快50歲時，她開始出現劇烈的偏頭痛、失眠和大量掉髮，這嚴重影響她的工作和個人生活。她正處於更年期中期的階段，完全不知道該如何找回健康。她的生活正在崩潰的邊緣，她變得極度緊張、疲倦和不快樂，拼命尋找答案。

由於腎上腺、甲狀腺和消化系統失衡，她在30歲出頭時就患有慢性疲勞，當時她花了大部分的時間治療這些症狀，然後到了40多歲時，所有症狀又復發了。她原本就已經採取健康的原始人抗發炎飲食，生活方式也做了一些改變，並持續練習瑜伽和冥想。

瑪莉擁有的超能力之一就是她非常堅毅且積極主動，特別是關於她的健康。她看過很多整合醫學醫生，願意做任何能讓她康復的事情。但令她沮喪的是，儘管她很努力但病情仍然沒有好轉。失眠和大量掉髮讓她感到極度焦慮和壓力，她迫切需要新的解決方案。

她讀了我的第一本書《重置因素》（The Reset Factor），並對我為個體量身設計的多種治療方法產生共鳴。於是她主動聯繫我進行健康諮詢。當我第一次與她坐下來時，我有一個任務：幫助瑪莉找到她的症狀的根本原因。

首先，我為她進行一系列功能醫學檢測，以便了解為什麼她無法康復。檢查結果顯示她有腸漏症、腎上腺疲勞，以

及黃體素和雌激素值偏低。根據這些結果，我為她規劃一個治療方案，結合我最喜歡的幾種治療方法。很快的，瑪莉的健康明顯改善，不再有偏頭痛、失眠、焦慮、疲憊或掉髮。她之所以很快康復，有很大的部分在於腸道。一旦找到適合治療腸道的方案，她的荷爾蒙狀況也會有所好轉。

　　自從我第一次為瑪莉進行檢測後已經過了兩年。她現在精力充沛，並且在過去一年裡實現了她的夢想：健康快樂地去峇里島和義大利旅行。她現在知道，她的保健之道在於她的腸道，如果她想保持最佳的狀態，她只需要使用我教她的工具來保持腸道健康。她的身心狀況不只比十年前都還要好，而且也重新掌握了自己的健康，這真的很棒。

重置你的微生素基因體的步驟

- 盡量減少接觸或攝入抗菌劑的數量。
- 避免攝入含有合成化學物質和有害油質的人工食品。
- 加入多酚類、益生元和富含益生菌的食物。
- 保健肝臟。
- 培養你的雌激素代謝菌群。
- 進行檢測並清除任何病原體。
- 遵循每日微生素基因體重置方案。

在過去的二十三年裡，以功能醫學的理念來支持健康讓人深受啟發。我們對健康的看法大為轉變，過去我們認為健康取決於基因，後來我們了解了表觀遺傳學以及我們的生活方式如何影響基因的活性。接著在2007年，「人類微生物基因體計劃」展開，這再次改變了我們對基因的看法。這個為期六年的計劃發現，我們身上和體內的細菌對我們的基因表達有巨大影響。「人類微生物基因體計劃」讓我們對有益細菌心懷敬意，這些細菌對我們的新陳代謝、降低膽固醇、產生神經傳導物質和調節免疫系統有著強大的影響力。總歸一句話：我們更要妥善照顧這些細菌。自「人類微生物基因體組計劃」問世以來，越來越多的研究表示細菌對我們的健康有多麼神奇。這是一個令人興奮的時刻，一旦你掌握如何餵養這些有益微生物，你就會發現它們回饋給你的神奇魔力。

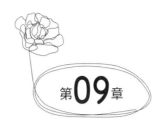

第09章

排毒比生活方式更重要嗎？

　　我們生活在人類歷史上毒素最猖獗的時代。在過去六十年來，超過八萬七千種新化學物質進入了我們的環境。這些毒素已經滲入我們的食物、水和土壤。它們無所不在，存在於我們的家具、美容產品，融入到我們的衣服布料中。我們甚至在牙科躺椅上、每年的流感疫苗和藥物中都會接觸到毒素。其中許多被稱為致癌的已知毒素會導致癌症，而其他一些被稱為神經毒素則會損害神經組織。這些毒素儲存在於身體的組織中，危害健康的組織，它們正以比過往更快的速度在生物體內累積，人類因而百病纏身。

　　在這個到處充斥毒素的年代，更年期的女性更是深受其害。原因是在更年期階段，荷爾蒙的急劇變化會刺激體內組織釋放毒素。例如，骨骼內的鉛通常會在更年期時釋放出來，這加劇更年期女性的荷爾蒙症狀，因為一旦鉛釋放出來，它會移動到身體的其他部分。毒素喜歡積聚在神經組織和脂肪中，你的大腦包含這兩者，這使得大腦極易受到毒素生物累積的影響。但請記住，你的身體天生就很奇妙，大腦周圍有一個名為血腦屏障的保護機

制，可以保護大腦免受毒素的侵害。它可以保護你的大腦，但除了以下三個區域：下視丘、腦下垂體和松果體。這些是控制所有荷爾蒙分泌的區域，一旦毒素在此積聚，你的荷爾蒙系統就會受到干擾。

　　無論你的生活方式有多純淨，為大腦進行排毒才是關鍵。這是恢復荷爾蒙平衡下降的方法，正是我的親身經歷。當我深受更年期症狀之苦時，我的生活方式盡可能保持在純淨健康的範圍，但我仍然出現嚴重熱潮紅、睡眠困擾、情緒波動、思維混沌和無精打采等問題。當時我沒有留意的就是體內的毒素，直到我學會如何排除這些環境毒素，我的生活才回到正軌。在本章中，我將教你應該注意哪些毒素，以及採取哪些措施將它們排出體外。

　　在進行排毒時，首先你要問自己的問題是：「哪些毒素對我的影響最大？」以及「我該如何排除它們？」處理體內毒素的困難之處在於理解每天你接觸到的大量毒素。我試圖了解過去六十年來進入我們環境的八萬七千多種化學物質，這讓我一頭栽進毒物的研究，試圖弄清楚哪些毒素危害最大。但我不想用冗長的化學物質清單讓你覺得無趣，而是將它們分為三大類：永久性化學物質、內分泌干擾物和重金屬。

永久性化學物質

PFAs是全氟烷基和多氟烷基物質，包括五千多種以上的化學物質，這些化學物質普遍存在於我們的環境，具有超強的持久性，並且可以在我們的體內快速累積。PFAs與免疫功能降低、甲狀腺疾病、腎臟疾病、膽固醇升高和生殖問題有關，其中最可怕的危害是它們被認定為可能致癌，且不容易從身體排出。研究表明，PFAs在我們的環境中的半衰期為九十二年，在人體內的半衰期則為八年。現在你明白為什麼它們被稱為永久化學物質了嗎？這些可怕的毒素會長期在我們的周遭和體內滯留。

PFAs不僅會影響身體的某一個部位，還會影響身體的整個系統。根據美國環境工作組織（Environmental Working Group）的說法，免疫系統對於永久性化學物質特別脆弱，最新的研究指出，接觸PFAs與免疫功能受到抑制、疫苗效果降低，以及自體免疫性疾病風險增加有密切的關聯。[註7]

你不妨思考一下。你是否曾經在工作場合中遇到傳染性強的感冒？有些人被傳染，有些人不會。為什麼會這樣呢？如果體內的毒素含量會影響你的免疫力，那又該如何呢？

關於自體免疫疾病激增，研究已經證實，基因只占所有自體免疫疾病的30%。70%的自體免疫疾病是由環境毒素造成的。[註8]女性自體免疫性疾病的發病率和罹患率高於男性，更有高達85%

以上的多種自體免疫疾病患者是女性，這些自體免疫疾病通常發生在荷爾蒙改變的時期，例如更年期。[註9]

你如何避免這些化學物質？不幸的是，要完全避免它們幾乎是不可能的任務。它們存在於你的飲用水、食品包裝中、室內裝潢、床墊、地毯處理劑、鐵氟龍不沾鍋，甚至你的衣服中。

你可以採取以下明智的步驟來減少接觸：

- 將氟鐵龍鍋具改為鑄鐵鍋。
- 避免使用聚苯乙烯泡沫塑料、塑膠或紙板外帶容器包裝食品。
- 購買家具時，尋找有機材質的家具。
- 購買逆滲透濾水器。

 內分泌干擾物

內分泌干擾物（EDC）在我們的環境中也無處不在。你可能聽說過內分泌干擾物與乳腺癌或卵巢癌等與荷爾蒙相關的癌症，這些化學物質不一定會讓你罹患癌症，但可能會引起其他問題。它們會破壞雌激素和黃體素的平衡，導致掉髮、熱潮紅、焦慮、失眠和不明原因的體重增加。

最常見的內分泌干擾物為：

- 雙酚A（BDA）塑膠製品

- 多氯聯苯（PCBs）
- 雙對氯苯基三氯乙烷（DDT）
- 戴奧辛
- 殺蟲劑／農藥
- 防腐劑（Parabens）
- 鄰苯二甲酸酯類
- 重金屬

內分泌干擾化學物質會阻斷荷爾蒙的受體點。受體點是細胞的大門，可以讓荷爾蒙進入細胞以激活體內特定的機制。例如，三碘甲狀腺素荷爾蒙進入細胞會促進新陳代謝。如果毒素阻塞受體點，荷爾蒙就無法進入，你的新陳代謝就會變慢。

還記得大腦如何向特定的內分泌腺體發送信號以分泌荷爾蒙嗎？如果你的大腦健康且內分泌腺體功能正常，你仍然可能因受體點受阻而出現荷爾蒙失調的症狀，這在甲狀腺症狀中很常見。

許多女性會出現甲狀腺問題的症狀，他們的醫生卻在檢查血液報告後會告訴他們沒有問題。但為什麼他們感覺不舒服呢？或者更慘的是，許多女性服用甲狀腺藥物，仍然感到很糟。如果你也有這種情況，那麼很可能你的甲狀腺問題並不是腺體的問題，而是受體點受阻的問題。

減少接觸內分泌干擾物將對你的荷爾蒙健康產生重大的影

響。在降低內分泌干擾物方面，你可以採取以下重要的措施：

♀ 檢查你的美容用品

Think Dirty是一款由「乳腺癌預防合作夥伴」（Breast Cancer Prevention Partners）開發的應用程式，可以讓你掃描美容產品，看看它們是否含有致癌物質、荷爾蒙干擾物或過敏原。我建議患者掃描他們用在皮膚或頭髮上的所有產品，希望你的這些產品在Think Dirty的評比中得分在三分或以下。

♀ 選擇有機食品

選擇有機食品不再是嬉皮的專利，而是任何想要保持健康和預防疾病的人都可以選擇的方式。殺蟲劑／農藥不僅是已知的致癌物質，而且還會阻斷荷爾蒙的受體點。

對殺蟲劑特別敏感的內分泌腺是甲狀腺，殺蟲劑可以阻斷甲狀腺荷爾蒙的受體點並破壞健康的甲狀腺組織。甲狀腺常被稱為煤礦裡的金絲雀，當你發現甲狀腺功能失調時，這是體內毒素過高的警訊。

現在有機食品隨處可見，如果擔心成本問題，你可以先從肉類開始。我們食用的動物體內所含的殺蟲劑比噴灑在蔬果上的農藥還要多。接下來是遵循環境工作組織列出的「十二大汙染」（Dirty Dozen）和「十五大潔淨」（Clean Fifteen）指南。這

是一個非常好用的清單，指出哪些水果和蔬菜應該選擇有機，哪些水果和蔬菜噴灑大量農藥（即可以購買的一般水果和蔬菜）。在我們家中，我們吃了很多被列在「十五大潔淨」清單上的酪梨，由於有機酪梨的價格是一般酪梨的兩倍，因此我們通常會選購一般的酪梨。

☿ 停用塑膠用品

BPA（雙酚A）塑料還會破壞你的荷爾蒙，它們不僅對你的內分泌腺有害，還會阻斷受體點，並在你的大腦裡累積。如果你仍在使用塑膠袋或塑膠容器來存放食物，現在是時候停止了。塑料中的化學物質會滲入食物中，導致更年期的症狀加劇。

在我們家中，我們會使用玻璃容器來存放剩菜和飲水。這是一個簡單的改變，我只花了一天的時間就將廚房所有看似含有塑料的器皿扔掉，這是一項值得的努力，可以讓你避免許多失眠的夜晚和熱潮紅。

☿ 從有毒的角度審視生活用品

我希望你開始從有毒的角度來審視你所吃、喝、呼吸或接觸的一切。問問自己：「這裡面有化學物質嗎？我能找到這個的天然版本嗎？」我稱這些為「橫向改變」。你只是將有毒版本換成天然版本。空氣清新劑就是一個很好的例子，商業用的汽車和居

家清新劑是已知的干擾內分泌物質[註10]，你是否可以用精油和擴香儀取而代之？

對於食物料理包，你可以如何取代呢？例如，微波爆米花含有大量毒素，我會購買有機爆米花粒在家自己製作，這樣不僅可以避開內分泌干擾物和永久化學物質，還可以在爆米花上淋上一點草飼奶油。

一旦你開始從毒素的角度審視一切，選擇更健康、無毒的物品就會成為你的第二天性。意識是第一步，就像購買汽車一樣，一旦你知道了你想要的車型，你就會在路上隨處看到它。毒素也是如此，你不僅會開始辨別有毒物品，還會養成能夠判斷食物是否新鮮或有毒的味蕾。我向你保證，這是一種可以訓練的能力。一旦你培養了這種能力，你的長期健康狀況將大為改善。這就是我的一位54歲停經後患者泰瑞的經驗，她一直為荷爾蒙症狀所苦，儘管已經三年多沒有月經，她仍然有熱潮紅、失眠等問題，而且無論怎麼努力，體重始終沒有起色。

我為她做DUTCH檢測，發現她的體內有害雌激素代謝物含量極高。她對自己的有毒環境了解不多，我要求她審視每天可能持續接觸的毒素。當時泰瑞沒有吃有機食品，她的許多家用清潔劑和美容產品都含有劇毒，而且她非常忙碌，常常吃塑料包裝的食物。即便如此，她仍然努力改善自己的健康，知道自己需要改變。她花了幾個月改掉充滿毒素的生活習慣，每進行一次有毒

環境大改變，她的症狀就會好轉。在一年之內，她的熱潮紅消失了，體重終於開始減輕，睡眠也恢復正常。她的進展很好，於是我們決定再進行一次DUTCH檢測。結果顯示她的有害雌激素代謝物已經降低。將有毒物質從她的生活中清除真的救了她一命，我為她感到非常自豪。

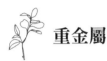

重金屬

重金屬是更年期女性的惡夢。許多金屬（如鉛和汞）存在於你的組織中，並在荷爾蒙波動時期釋放進入血液中，包括青春期、懷孕和更年期。一旦進入血液，這些金屬通常會進入大腦，對大腦中調節荷爾蒙的區域造成嚴重的破壞。

在所有毒素中重金屬的危害最大。它們可能是你失去記憶、憂鬱、煩躁和失眠的主要原因。許多這些金屬可能是在你不知不覺中長年下來的累積，在某些情況下，你的重金屬可能來自你的母親，當時的你還在子宮內。對有一些人來說，由於母親或祖母世代接觸重金屬，所以體內金屬含量很高，我在更年期的情況就是如此。

由於重金屬從儲存的組織中釋放出來，它們可能在無聲無息下侵蝕你的身體。當更年期婦女對我說：「我突然就開始失眠了。」或者「我以前所有的減肥技巧都沒用了。」或者「我

對我可憐的丈夫深感抱歉，因為我動不動就發脾氣。」我就知道他們正因重金屬問題而困擾，因為這些都是重金屬正在釋放的典型跡象。

在更年期階段，導致更年期症狀強烈起伏最常見的兩種金屬是鉛和汞。

 鉛

我為數千名患者進行重金屬檢測，結果所有人的體內都含有鉛。鉛儲存在你的骨骼裡，在更年期階段，它會釋放進入血液，刺激神經，弱化骨骼，並使你的記憶力衰退。我見過數不清鉛含量高的更年期女性患有骨質疏鬆症、慢性疼痛、抑鬱，或是一時之間想不到詞彙的病例，這些都是鉛中毒的典型症狀。我認為鉛是一種抑製劑，讓你的思維變慢、情緒低落、弱化你的骨骼，並且讓你感受到不明顯的慢性疼痛。

 汞

另一方面，汞具有興奮的作用，它讓你感到焦躁、易怒和不安，讓你徹夜難眠。它更像是一種刺激劑，由於黃體素降低，更年期女性容易焦慮，若再加上體內含有大量的汞，你就會變成一

位易怒暴躁的更年期婦女。

減少接觸有毒重金屬有一些方法可行，以下是你較常接觸到重金屬的地方：

- 牙醫（汞合金填充物和牙冠）
- 流感疫苗
- 魚類
- 重新裝潢含鉛油漆的老房子
- 美容產品，特別是口紅
- 陶瓷餐具
- 飲用水
- 在重金屬土壤中生長的蔬菜和水果

你可以把這些毒素排出體外。但斷食、刺激細胞自噬、果汁排毒或灌腸等並不能解決真正的問題。在排毒重金屬和環境毒素時，我建議你採取以下四個具體步驟：

1.了解你的毒素含量

由於毒素儲存在組織中，因此很難準確知道你的毒物含量有多高。血液和頭髮檢測只能告訴我們目前在體內循環的情況，無法得知骨骼、脂肪或神經組織中儲存哪些毒素，這就是為何我們建議患者進行重

金屬測試。這是一種尿液測試，你要服用一種名為DMSA的催化劑，將金屬從儲存在組織內抽出，並轉移到尿液中進行測量。測試你的有毒含量可以幫助你規劃排毒方案，如果沒有規劃，你可能永遠不知道自己需要排毒多少以及需要多長的時間。

2.打開你的排毒途徑

你要記住，你正在處理的是合成、人造的化學物質。在開始任何形式的深度排毒之前，你要確保所有的排毒器官健康並已做好準備，我們主要的解毒器官包括肝臟、腸道、腎臟、皮膚和淋巴系統。

以下是打開排毒途徑並支持這些器官的方法：

◇ **乾刷**：乾刷是一種使用天然有機刷子刷皮膚的技術，透過加強血液循環和促進淋巴流動／引流來幫助排毒。乾刷可以在去角質過程中疏通毛孔，同時刺激你的神經系統，讓你在乾刷後感到精力充沛，我很喜歡乾刷。

◇ **紅外線三溫暖**：紅外線三溫暖與普通的健身房的三溫暖不同。紅外線會從內到外加熱你的細胞，就像發燒一樣。當細胞從內到外升溫時，它們可以消除感染、

釋放毒素並恢復細胞的呼吸功能。

◇ **咖啡灌腸**：儘管咖啡灌腸聽起來讓人卻步，但對於許多我的患者來說，是一種改變生活的體驗。咖啡灌腸正如其名，使用咖啡取代水來進行灌腸。當咖啡以這種方式進入身體時，它會擴張膽管，這是肝臟排出毒素的途徑。

◇ **紅光療法**：紅光具有療癒的作用。在我們診所裡，我們會使用紅光來刺激細胞治癒。當你將紅光照射到細胞，它會修復細胞外膜並激活線粒體。線粒體是細胞的一部分，負責啟動細胞內排毒。

◇ **脈衝電磁場療法（PEMF）**：想像你的線粒體是細胞的電池。如果你的電池電量偏低，你的細胞就會持續發炎，毒素也無法排出。脈衝電磁場療法（PEMF）會將健康的電磁頻率送入細胞，為線粒體提供能量，讓它們能夠再次排毒。

◇ **高壓氧艙**：當你在排毒時，氧氣對你的細胞有很大的幫助。隨著年齡增長，我們細胞吸收氧氣的能力會受損。高壓氧是壓縮的氧氣，可以讓氧氣輕鬆進入細胞。一旦你的細胞獲得更多的氧氣，線粒體就可以修復，進而毫不費力地將毒素從細胞中排出。

◇ **補充品**：還記得甲基化嗎？細胞甲基化需要許多營

養物質，例如維生素B群和輔酶Q10等營養素。當我們協助患者打開他們的排毒途徑時，我們會使用Systemic Formulas製造的一種名為MORS的補充劑。這種補充劑可以支持適當的甲基化過程並幫助你的細胞排毒。

這些是我們在診所使用的重要工具，協助我們的患者輕鬆進行排毒。在這裡描述的許多技術背後的科學原理將在第十一章中詳細說明。

3.首先清除體內的毒素

一旦你了解毒素如何影響你的更年期症狀，我保證你會迫切想要進行大腦排毒。每個人都希望立即排除大腦中的毒素，我是過來人，當你的大腦擺脫毒素，你的更年期症狀就會有顯著的改變。

記住：**當毒素從你的大腦中排出，它們會透過你的肝臟、腸道、腎臟和淋巴系統過濾。我強烈建議你先對這些器官進行排毒。**否則，這就像試圖將滿滿的廚房垃圾倒入路邊已經滿出來的垃圾桶，毒素只會溢出到其他的組織中。

一些體內排毒的最佳方法為：

- 透過補充品或十字花科蔬菜來提高體內的穀胱甘肽含量
- 透過攝入優質的脂肪來改善細胞膜的功能
- 使用活性炭、沸石或DMSA等結合劑
- 透過補充品或增加富含硫的食物來改善甲基化

4.清除大腦中的毒素

　　這是你重新找回生活的一大步，也是你再次感覺正常的起點。排毒的感覺就像有人用魔法棒點一下我的大腦，我已經進行很多次大腦排毒，每當我開始進行排毒，我的大腦立即感到喜悅、清晰和專注。以下是幾種對我來說有助於大腦排毒的方法：

◇ **增加體內的酮體**：記住，酮體是斷食時自然產生的。如果你正在進行大腦排毒，長時間斷食以增加體內的酮體量或許有助於大腦排毒。

◇ **攝取高劑量礦物質**：你的大腦需要礦物質才能正常運作，光是缺乏鋅就可能導致嚴重的抑鬱。毒素通常位於礦物質的受體點，因此當你清除這些毒素時，你的大腦需要更多的礦物質才能正常運作。我強烈建議你在大腦排毒時增加礦物質的攝取量。我們推薦的礦物

質補充品為Systemic Formulas所生產的MIN。

◇ **補充α-硫辛酸，如Brain DTX中使用的α-硫辛酸**：我們在大腦排毒時面臨的挑戰之一是穿過血腦屏障。很少有營養物質可以跨越這道強大的屏障。我們推薦的大腦排毒補品稱為Brain DTX，它由一種名為α-硫辛酸的營養物質組成，可以深入大腦的某些區域，鬆動毒素並將其排出。

◇ **補充DMSA和沸石，如Cytodetox®中使用的結合劑**：所有排毒的關鍵是使用結合劑，當毒素離開細胞時，結合劑會吸附它們。這點非常重要，這樣毒素就不會再次被身體吸收。當進行大腦排毒時，我們最喜歡的結合劑是Cytodetox，因為它吸附金屬的能力最強。

◇ **安排每週一次高壓氧艙治療**：當毒素排出腦細胞時，將氧氣輸送到細胞中有助於療癒。在我們的診所中，我們建議患者在大腦排毒的過程中使用高壓氧艙。有關高壓氧的更多信息請參閱第十一章。

◇ **安排每週整復推拿**：你可能視整復推拿為治療背部和肩頸酸痛的方法，但目前的研究顯示它的功效遠大於此。我們現在知道整復推拿可以改善腦脊液進出大腦的流動，腦脊液則是負責排毒。整復推拿還可以促使大腦從「戰或逃」的狀態轉換為充滿希望

和可能性的狀態。患者在大腦排毒期間若每週接受整復推拿調整，他們的康復速度會更快，且排毒的症狀也會減少。

當我談論毒素時，我總是給人一種悲觀的感覺。我知道理解和將這些化學物質排出體外是一項艱鉅的任務。我曾經試過只透過改變生活方式來緩解更年期症狀的問題，但效果不佳。一旦我了解毒素並致力於定期排毒，我感覺又找回自己了。我發現無數的女性也有相同的情況，緩解更年期的紊亂症狀解方就在排毒中。

瑞秋的故事

在過去的十八年來，瑞秋一直被貼上甲狀腺功能減退症的標籤，在她出現一些非常嚴重的症狀導致生活受到影響後，她被診斷出患有甲狀腺功能減退症。在日常生活中，她總是感到疲勞、抑鬱、出現嚴重的痤瘡、脆弱的頭髮和皮膚，儘管採取健康的飲食和不間斷的運動，體重還是不斷增加。對瑞秋來說，最困難的部分是她找不到答案，也找不到相信有辦法擺脫這場惡夢的醫生。

瑞秋決定自己的健康要靠自己。她開始盡其所能學習

有關甲狀腺功能減退的原因。有一天，當她搜尋甲狀腺訊息時，偶然聽到我在一個《健康媽媽》（The Wellness Mama）播客節目，接受播主凱蒂·威爾斯（Katie Wells）的訪問，主題為世代相傳的毒素。這時她突然恍然大悟，過去都沒有人將毒素與她的甲狀腺功能減退聯想起來，或許這就是她健康之謎中缺少的一塊。她聯絡了我進行健康諮詢。我深入研究她的健康史，發現瑞秋體內的毒素含量非常高，重金屬排毒的確是她在健康謎團中缺失的關鍵。

對我來說，讓患者了解如何正確排毒非常重要。我遇過很多患者，他們收到許多錯誤的建議，不知如何以正確、漸進和有效的方式排除毒素。瑞秋體內的毒素含量非常高，我要確保她知道如何排出毒素，這樣在未來的幾年她才能持續排毒。

至今我們進行療程已經一年多了，她減掉了二十四公斤，不再掉髮，感覺活力充沛，心情也變得開朗，皮膚也容光煥發。她因所學的排毒知識而充滿力量，甚至安排她的三個女兒進行重金屬檢測。我與她一起為她們制定排毒計劃，以確保她們保持健康，避免罹患甲狀腺功能減退症。

瑞秋的故事就是一個強而有力的提醒：知識就是力量。當你知道身體出現問題的原因，你可以制定一個治癒方案。對於瑞秋來說，她的甲狀腺功能失調的根本原因是重金屬中毒，特別是鉛中毒。排毒的過程讓瑞秋重獲新生，更重要的是，她現在具備了保持甲狀腺終生健康的知識和工具。

　　我之所以喜歡瑞秋康復的故事原因有很多，其中一個我最喜歡的原因或許是瑞秋聆聽了自己內心的聲音，「你可以康復，你不必接受這個診斷。」因為她聆聽這個聲音，並掌握自己的療程，所以她現在有精力陪伴家人，重新燃起為他人付出的熱情，並擁有一個不再混沌的大腦。她現在充滿希望，正如瑞秋的座右銘：「當你懷抱希望，你就能征服世界。」

 ## 排毒的步驟

- 檢查你的美容用品。
- 選擇有機食品。
- 停用塑膠用品。
- 從有毒的角度審視生活用品。
- 了解你的毒素含量。
- 打開你的排毒路徑。
- 清除體內的毒素。
- 清除大腦中的毒素。

　　我花了無數的時間研究和應用不同的自然療法，我發現，若要改善一個人的生活，幾乎沒有什麼比排毒更神奇的了。我們生

活在一個充滿毒素的時代，體內充斥著各種毒素，知道如何正確排毒是救命之道。

當你的細胞充滿毒素，它們無法自行修復。如果你已經嘗試一切方法治癒自己卻徒勞無功，那麼是時候進行排毒了。我保證，當你從體內清除這些化學物質，奇蹟就會發生。你會更快康復，感覺更好，身體比以往更加健康。

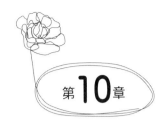

第10章

終結忙碌女性症候群

幾年前，我的一位同事兼好友向我推薦一本由莉比・韋弗（Libby Weaver）博士寫的書，書名為《忙碌女性症候群》（Rushing Woman's Syndrome）。當我第一次聽到這本書的書名，我心想：「哇！我真的需要看這本書！」但我確實很忙，根本抽不出時間閱讀它，相當的諷刺，對吧？

但我的朋友不斷提醒我。最後，我買了這本書並帶著它去度假。她說得對，這本書改變了我的生活。在閱讀前幾頁時，我就看到我的滿檔行程，導致原本就已經下降的性荷爾蒙加劇下降。

當我深入了解壓力及其對性荷爾蒙的影響，我意識到忙碌、過多的行程讓我的大腦一直處於「戰或逃」的狀態。一旦我的大腦感知到危機，它就會停止分泌性荷爾蒙。對於更年期的女性來說，這是一場災難。我意識到，就算我是一個幹練忙碌的女性，繼續衝刺下去對我的荷爾蒙只是有害無益。

幾個星期以來，我一直在思考這個問題。當時，我做了本書提及的許多改變，養成斷食的生活習慣，依循我的月經週期進食（當月經來時），進行過幾次深度排毒，努力餵養我的微生物基

因體，盡己所能希望減少從40多歲開始出現的更年期症狀。以上這些作法對我有效，但我仍然覺得我的荷爾蒙拼圖中缺少一塊，我還是有一些症狀，如失眠、煩躁和偶爾的熱潮紅。

難道解開我的荷爾蒙之謎的最後一塊拼圖就是停止繁忙的生活嗎？唯一能夠確定行程滿檔的生活對我有何影響的方法就是進行DUTCH荷爾蒙檢測，於是我親自做一次檢測。果然，我的性荷爾蒙含量極低，比停經後的女性還低，但我還沒有連續一年沒有月經，這無疑是給我一記警鐘，我意識到荷爾蒙的層級真的有那麼一回事，如果我不開始解決皮質醇生成的問題，其他的荷爾蒙就無法穩定，於是我下定決心，將自我保健列為自己的首要任務。

我為改變繁忙生活節奏而採取的步驟對我影響很大，因此現在我都會將這些步驟推薦給我在一對一指導的女性。如果你意識到自己也需要停止繁忙的生活節奏，我建議你遵循以下這些步驟：

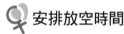 **安排放空時間**

在我試著放慢生活節奏的第一步就是在行程表中安排放空的時間。但我的行程排滿了工作和家庭活動，所以我要找一些可以隨意安排的空檔。可行性較高的時間是週末的開始和結束，於是我先從週五和週日的下午開始，在這段時間我不會安排任何事

情，如果在這個時段有人邀請我參加社交活動，我都會拒絕，這是專屬我的時間，讓我盡情做我喜歡做的事。有時候，我會一口氣追完一部Netflix連續劇；其他時候，我會和先生一起去健行。在這段時間裡，我允許自己做任何我想做的事，不會有罪惡感，而且也不把別人的需求擺在自己之前。這一次我開始渴望這段時間，我發現，因為事先預留了放空的時間，在接下來的一週裡，我的生活感到更喜悅。如果你還沒有為自己做過這樣的安排，我強烈建議你試試看。

 ## 照顧自己是首要的任務

　　為了放慢生活節奏，我的第二個步驟是找出那些我喜歡的活動，這些活動讓我感覺更好，但經常因為更重要的事情而被捨棄。我需要再次將這些活動列為首要任務，我又兩個愛好：按摩和臉部保養。我時常找藉口因為日程太滿而無法成行。一旦我決定把自己放在第一位，這些藉口不再困擾我，我立即在行程表上安排每月一次的臉部保養和按摩。我告訴自己要將這些預約視為整個月最重要的安排，沒有任何事比它們更重要，我承諾自己不會取消這些預約。

　　當這兩個步驟確實做到後，我感覺到我又重拾往日的喜悅，我睡得更好，更放鬆自在，並且更加享受忙碌的時光。

調整你的運動計劃

為了放慢生活節奏，第三件我要處理的是我的運動計劃。年輕時，我是一名競技運動員，我的大腦已經被我訓練到無論在鍛煉中遇到任何疼痛或不適，都要堅持下去。我也學會忽略身體的聲音：「今天不要練了，身體已經無法承受了。」如今，我決定多加留意自己的身體，聆聽身體需要哪方面的鍛煉。有時候，我喜歡長跑；有時候，我只想在陽光下散步。我開始減少那些需要耐力的鍛煉，而是透過瑜伽和普拉提等運動來呵護自己。

 練習放假

別誤會，在康復的過程中，我的生活步調仍然很忙碌。雖然我在放慢生活節奏方面大有進展，但我仍然還有很多需要調整的空間。去年，我告訴我的一位好友，她是一位生活教練，我會在之前的步驟中增加一些度假的時間。在放慢生活節奏的過程中，我的最大挑戰之一就是我熱愛我的生活。我知道這聽起來並不像是個挑戰，但當你對所有令人興奮的經歷都「來者不拒」時，過不了多久，你只會對一個接著一個經歷應接不暇，從未花時間好好享受每一個體驗。

對我而言，安排更多時間度假是一件困難的事。我知道這聽起來有點奇怪，但我身肩重任，一想到請長假就讓我不知如何是好。什麼時候可以休假？如果我放假了，我的病人怎麼辦？工作

會不會堆積如山？回來後是否要面對一大堆的「待辦事務」。我的朋友給我一個很棒的建議，「只是練習放假」，她說，「把放假日排進行程表，如果你在預定的時間還沒有準備好，那就把它移到另一天。你只是先習慣在行程表中預定放假的時間，先從這裡開始。」於是我聽話照做，儘管我在這方面仍然有很大的進步空間，但去年夏天我與家人和朋友在歐洲度過了三個星期。這是我執業超過二十三年以來，休過最長的假期，有進步比完美更為重要，對吧？

 ## 獲得每日所需的催產素

儘管有了上述的所有變化，我知道我要努力的還很多，以防止皮質醇充滿我的全身。我又回到荷爾蒙的層次結構，催產素影響皮質醇的分泌，我要做什麼才能獲得每日所需的催產素？這讓我開始進行研究，哪些活動可以讓我的身體分泌更多的催產素？結果發現，這是一種有趣的荷爾蒙，值得努力以增加它的分泌量。

我最喜歡的一些促進催產素分泌的方法：

- 擁抱
- 笑聲
- 與朋友一起出去玩
- 撫摸動物

- 隨機的善舉
- 送禮物給別人
- 瑜伽
- 冥想
- 深呼吸
- 按摩
- 脊椎按摩調整
- 聽音樂
- 性生活
- 在社交媒體上與他人交流

看到這份清單，你或許會懷疑這些活動究竟對荷爾蒙有什麼影響。我之前也是如此，直到我了解荷爾蒙的層次結構，我越是重視催產素，我的感覺就越好。催產素對我其中一個最大的效果就是幫助我入睡。我發現，像撫摸狗狗幾分鐘這麼簡單的事就可以降低我每日的皮質醇值，讓我的身體進入深度睡眠；我還發現，隨機向某人釋出善意的行為對我的荷爾蒙也會產生深遠的影響。現在我明白催產素的重要性，所以與其握手，我更喜歡給別人一個擁抱，或者優先花時間與朋友相聚歡笑，這些活動並不難做到，你只需要提醒自己：催產素勝過皮質醇，樂趣勝於壓力，這一切全都是為了讓你的荷爾蒙受益。

關照你的腎上腺

我在一次參加功能內分泌學研討會上，終於找到忙碌女性症候群如何影響我的更年期階段的最後拼圖。主講者指出，當卵巢在更年期開始停止運作時，它們會將製造性荷爾蒙的工作交給腎上腺，如果腎上腺因女性匆忙的生活方式而耗損，他們就會缺乏黃體素和睪固酮，這使得女性感到疲倦和焦慮，缺乏性慾，並缺乏運動的動力。主講者詳細描述了我的更年期歷程，然後繼續解釋為什麼DHEA（脫氫異雄固酮）是皮質醇、黃體素和睪固酮的前驅物，為了恢復睪固酮值，你需要補充DHEA儲備量。

這是我的荷爾蒙之謎最後的一塊拼圖。我之前無法理解在我的更年期階段，為何我的睪固酮變得這麼低。那天晚上我回到家，立即重新審視我的DUTCH檢測報告，果然，我的DHEA值極低。我立即開始服用DHEA補充劑，幾週後我就能感覺到我的睪固酮值正在回升。

與你們分享我的故事，是因為我知道許多人和我一樣也過著這種匆忙的生活。我在患者和線上社群中看到這一點。你非常努力減肥、改善睡眠、轉換情緒，但仍然一籌莫展。如果你正處於這樣的情況，是時候放慢腳步，相信你也可以做到。即使你覺得自己生活中的責任重大無法放慢生活步調，也請按照我在本章末尾列出的步驟執行。當你減少行程的安排，為自己創造更多自我照護的時間，你會感受到自己的更年期症狀好轉。

解鎖匆忙生活的最佳起點就是執行以下步驟。在你的日程安排中預留休息時間，並像對待生死攸關一樣保護它。重新加入那些可能已經從你的行事曆上消失的活動，比如足部護理和按摩。多預留一些休假的時間給自己，找一些方法增加每天所需的催產素。最後，如果你已經有一段時間沒有好好照顧自己的腎上腺，那麼現在就是一個好時機，補充DHEA這麼簡單的方法就可以幫助你做到這一點。

凱蒂的故事

凱蒂在50多歲時來找我。我經常看到停經後的婦女症狀依然持續。57歲的凱蒂出現越來越嚴重的腦霧和疲勞，她的血糖波動很大，每天下午都昏昏欲睡，體力不濟。她以為自己過著健康的生活，但似乎缺少了什麼。她的某些生活習慣好像對她的健康不利。我們面對面進行健康諮詢，凱蒂表示她已經準備好在健康旅程中跨出一大步，她希望將療程提升到預防和長壽的新層面。

我首先向凱蒂介紹間歇性斷食的生酮生活方式，她立刻就感覺到自己的思維清晰度產生巨大的轉變，她的身體變得更輕盈，充滿前所未有的活力，血糖值也變得更穩定。

凱蒂發現這種新飲食方式的好處之一是焦慮減少。當她處於生酮狀態，她的內心感到平靜。凱蒂年輕時曾是一名

優秀的競技花式滑冰選手，毫無疑問，她也是一位正在康復的忙碌女性。她的一生都在追求高效表現，多年來，她學習許多減壓的方法。她目前的職業是一名高效表現的教練，與CEO和精英運動員合作。她知道放慢生活節奏對女性的重要性，而將生酮飲食融入生活壓力較小的方式使她的康復達到一個新的程度，她喜歡這種為她帶來更多平靜的轉變。

我看到很多忙碌的女性即使運用我指導的生酮和斷食工具，仍然難以降低血糖值。皮質醇對胰島素有很大的影響，透過指導凱蒂，我學到當你知道如何做好壓力管理，並搭配生酮斷食的生活方式，效果自然顯著。我從未見過像凱蒂那樣透過更年期重置的五個步驟獲得如此神速的成果，其中很大一部分的原因在於她的心態。

憑藉生酮、斷食和正念的良好基礎，隨後我向凱蒂介紹配合週期調節荷爾蒙的方法。儘管她已經停經，但她仍然需要攝取食物以產生一些雌激素和黃體素，她喜歡荷爾蒙調節日帶來的靈活性。

她樂於從生酮狀態中受益，同時享受充滿柑橘類水果、番薯和豆類的日子。對於凱蒂來說，這段康復之旅確實令人難以置信。

在她人生的這個階段，即使停經後好幾年，她的身體狀況比以往任何時候都還要好。她現在已準備好更進一步的治療，因此我一直與她合作規劃治療骨質疏鬆症的計劃。她是第一個在我辦公室裡嘗試所有「身體駭客」（biohacking）

設備的人。她的新治療方案包括更多的排毒、高壓氧艙、紅外線三溫暖、紅光療法和脈衝電磁場治療。凱蒂今年已經60歲，隨著她在50多歲時所做的所有改變，讓她在60歲時比以往更充滿活力和健康。

終結忙碌女性症候群的步驟

- 安排放空時間。
- 照顧自己是首要的任務。
- 調整你的運動計劃。
- 練習放假。
- 獲得每日所需的催產素。
- 關照你的腎上腺。

也許你會好奇為什麼我將這一步作為更年期重置的最後一步，這是有特別的原因。從我與眾多女性一起合作的經驗來看，這可能是最困難的一步。我希望你在健康方面先有動力，如果你從改變飲食和進食的時間開始，你會立即感受到變化。之後開始滋養腸道微生物基因體和排毒，你會看到更多的變化。接下來，透過調整忙碌的生活方式，你的健康將恢復正常，你在一開始付

出的所有努力都會讓你的整體健康提升到一個全新的層面。如果你沒有遵循前面的步驟，那麼光是安排休息時間不會對你的荷爾蒙產生同樣的影響。正是這些步驟的協同作用為你的生活創造奇蹟，我為你感到非常興奮。請在社交媒體上聯繫我並分享你的成果，對我來說，最令人興奮的事情莫過於看到一個更年期女性重獲新生。

現在你已經掌握了影響強大改變生活方式的基礎，接下來，我迫不及待想與你分享一些我發現可以讓你青春永駐的新工具。

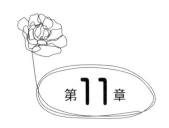

第**11**章

青春永駐

　　到目前為止，我教你的一切都是我認為的「改進生活方式」的方法，如果你想在整個更年期過程中更健壯，應用這些原則將有助於你把健康提升到一個你從未預期自己能夠達到的境界。

　　接下來，我想向你介紹一個在抗老領域備受關注的術語：身體駭客（biohacking）。身體駭客有三個共同特點，它們是達到預期結果的捷徑，是自然的，並且可以配合身體天生的智能發揮作用。身體駭客的世界引人入勝，每天有許多新的身體駭客工具出現，我們很難跟上所有這些工具的研究。或許最令人興奮的是，這些身體駭客提供的技術越多，我們對藥物和手術的依賴就越少，這真是太振奮人心了！

　　我們生活在一個有趣的時代，人們比以往任何時候都更加渴望減緩衰老的過程，戰後嬰兒潮世代拒絕像他們的父母那樣變老；X世代看著老年人在更早的年齡階段就罹患失智症、阿茲海默症和慢性關節炎，他們說：「這不是我要的生活」，人們不希望老年是這樣度過。在這個身體駭客的新世界中，有一些令人興奮的技術（背後有大量的研究支持）可以幫助一般人減緩衰老的

過程。當你在更年期階段，其中一些工具可能對你有幫助。對於更年期女性，我最喜歡的工具是紅光療法、紅外線三溫暖、高壓氧艙、脈衝電磁場療法（PEMF）、震動療法和大腦訓練。

在介紹這些讓人興奮的工具之前，切記：是你的生活方式決定你的成敗。身體駭客並不能取代優先考慮荷爾蒙層次的生活方式，儘管跳進高壓氧艙來解決情緒和記憶問題可能很誘人，但你仍然需要調整日常習慣。身體駭客的工具與改進生活方式的協同作用，將使你在更年期階段身強力壯。

現在，讓我向你介紹一些令人驚奇的身體駭客，它們不僅可以減緩衰老的過程，同時也可以幫助你調節荷爾蒙。

 ## 紅光療法

當你整天坐在電腦前，螢幕的光照在你的身上，你會吸收到大量的藍光。某些藍光可能會損害你的細胞，迫使細胞加速老化，尤其是最常暴露在藍光下的組織，例如皮膚，這真是一大隱憂啊！

不過，並非所有的光都是有害的。有些具有療效的光可以激活你的細胞，延長細胞的壽命，紅光就是其中之一。當太陽升起和落下時，你可以從大自然吸收紅光。但如果你像大多數人一樣，不會定期走到戶外接收這種紅光，那麼紅光療法就可以派上

用場了。

每天只需要十分鐘，將紅光照射在身體的不同部位，這樣就能對膠原蛋白的生成和荷爾蒙系統產生深遠的影響，甚至可以減輕關節發炎。市面上有很多優質的紅光療法器材，我們診所使用的是Joovv製造的器材。

至今我們對紅光療法的研究非常深入。對於更年期女性來說，膠原蛋白再生可能是最令人振奮的結果之一。大量研究表明，紅光療法可以對抗皮膚衰老的跡象，紅光和近紅外光都已被證明可以促進膠原蛋白生成、撫平皺紋、改善膚色，使人整體看起來更年輕。[註11]

紅光療法也被證明對我們的內分泌腺（特別是甲狀腺）有影響。在巴西針對四十三名患者進行一項為期三年的隨機研究證明，接受紅光治療的參與者中，需要的甲狀腺藥物劑量比平時需要的更少，許多人的甲狀腺抗體降低了。[註12]

 紅外線三溫暖

紅外線三溫暖是一種非常驚人的排毒、減肥和皮膚再生的工具。當你進入更年期時，體內的毒素可能會浮現，進而導致你的體重增加的速度比以往任何時候都還要快，而紅外線三溫暖則是排除這些毒素最佳的天然工具。

　　想像紅外線的效果如同發燒，從裡到外使細胞溫度升高，這種熱度會促使細胞釋放可能內含的毒素。還記得那些被毒素堵塞的受體點嗎？紅外線三溫暖可以成為疏通這些阻塞的受體點，重新啟動荷爾蒙運作的工具。發揮作用的工具。

　　紅外線三溫暖也可用於修復老化的皮膚。《美容與電射治療》（The Journal of Cosmetic and Laser Therapy）雜誌上發表的一項研究表明，在使用近紅外技術進行三溫暖皮膚治療僅十二週，皮膚外觀就有顯著的改善。參與者的皺紋和魚尾紋減少了，整體的膚色也有改善，包括柔軟度、光滑度、彈性、明亮度和緊緻度。[註13]

　　最近，我們在診所中特別針對正在進行重金屬排毒方案的人廣泛使用紅外線三溫暖。根據排毒專家迪特里希・克林哈特（Dietrich Klinghardt）博士的研究，紅外線可以鬆動深層組織中的汞，因而成為去除皮膚中汞的有效解決方案。相較於傳統三溫暖，遠紅外線三溫暖被認為更能有效透過皮膚排出毒素，因為在遠紅外三溫暖中，汗液中只有80%至85%是水，其他非水部分是膽固醇、脂溶性毒素、有毒重金屬、硫酸、鈉、氨和尿酸。[註14]

高壓氧艙（HBOT）

我稱之為「班傑明·巴頓」（Benjamin Button）機器。還記得那部電影嗎《班傑明的奇幻旅程》（The Curious Case of Benjamin Button）？布萊德·彼特飾演一個逆齡的角色，這就是我定期進入診所氧氣艙時的感受。

隨著年齡的增長，細胞內的含氧氣量會增加，即使進行高強度的訓練，你也很難再增加更多的氧氣，但我們需要氧氣，對於細胞中產生ATP（三磷酸腺苷）以提供我們能量的粒線體來說，氧氣具有療癒的作用，而將氧氣輸進這些老化細胞唯一的方法就是壓縮它，就像將碳酸氣注入瓶子中。這就是氧氣艙的作用，它將氧氣壓縮進入細胞，進而達到治療的效果。

儘管高壓氧經常用於肌肉恢復和增強運動的表現，但我們也看到高壓氧對大腦健康產生巨大的影響。你的大腦比身體其他部位需要更多的氧氣，當你將曾經遭受重複性腦損傷或與年齡相關的記憶喪失的患者放入氧氣艙時，效果非常驚人。大腦可以透過氧氣進行自癒。

高壓氧療法的研究也令人印象深刻。高壓氧治療已被證明可以刺激血管生成，使新血管生長到組織中，同時還能促進骨髓釋放幹細胞進入我們的循環系統。[註15]高壓氧艙也被證明可以抑制發炎。[註16]我們診所使用的是HBOT製造的高壓氧艙。

脈衝電磁波療法（PEMF）

你知道手機沒電了，需要充電，對吧？最新研究證明，我們體內的細胞也會發生同樣的狀況，只是這不在幾天內發生，而是在多年內逐漸發生。我們稱之為老化，或者我們感覺自己正在衰老。但事實上，體內的細胞足以讓你健康活到百歲以上，它們不應該在50歲時就變得疲憊不堪。

你的細胞有很多需求，其中之一就是電磁能量。我們從地球獲得電磁能量，你是否留意到，置身於大自然中一段時間後，你會感到更加平靜？那是因為你獲得大量的地球電磁能量，你的細胞充飽了電。

在今日的世界，我們的細胞受到毒素、營養不良、發炎性脂肪、手機的藍光，以及充斥在家庭和辦公室中的Wi-Fi所產生的不良電磁場的攻擊。這些都會損害我們的細胞，使它們失去能量。

這就是脈衝電磁波療法（或PEMF）的作用。我喜歡把PEMF想像成我的充電器，就像手機充電器一樣。當你坐在脈衝電磁場椅子上時，你正在為你的細胞充電。事實證明，這種額外的能量有助於為身體提供從慢性疼痛、慢性疲勞甚至抑鬱中恢復所需的能量。

根據耶魯大學醫學院早在一九三二年的研究，身體電能的

耗竭是健康狀況不佳的根本原因。脈衝電磁場可以提供缺少的能量，幫助身體自然再生。如果這還不足以令你心動，我再告訴你，美國食品藥物管理局（FDA）也已經批准用於骨骼生長的PEMF設備。這對於患有骨質疏鬆症或癒合骨折的更年期婦女非常有幫助。[註17]PEMF產品的種類很多，我們診所使用的是專業級，名為PULSE床的設備。

 震動療法

你是否留意到隨著年齡的增長，你必須努力維持肌肉？現在，讓我介紹你一種震動療法。對於更年期的女性來說，這是一種驚人的工具，震動療法已經存在一段時間，你可能在健身房中看過這種震動板，只是你不知道它的作用。

我喜歡震動療法有兩個原因。首先，當你站在震動板上，你必須使用比站在穩定地面上多出數百倍的肌肉，這就是健身教練喜歡它的原因。如果你在震動板上進行深蹲，你會鍛鍊到更多的肌肉，但消耗的力氣相對較少。我們在診所都會使用震動板來訓練人們的姿勢肌肉，這樣他們就不會出現隨著年齡增長或長期使用手機而出現的駝背、前傾的姿勢。

我喜歡這種療法的第二個原因是它可以讓你的骨骼變得更強健，震動療法可以促進骨骼保留鈣和磷的含量，進而改善你的整

體骨骼密度。全身震動療法也被證實可以增加停經後婦女血清中的生長荷爾蒙和睪固酮值，預防肌肉流失和骨質疏鬆症。[註18]

 ## 大腦訓練

　　我把兩個我最喜歡的身體駭客工具留到最後。還記得之前提到的忙碌女性的大腦是如何在「戰或逃」的狀態下運作嗎？我在診所中留意到，有時患者會陷入「戰或逃」的模式，大腦無法擺脫壓力的循環，這時正是身體駭客派上用場的時候。

　　當你的大腦處於長期的壓力模式，它會透過中腦裡稱為杏仁核的區域運作。杏仁核的工作是確保你的安全並隨時保持警戒。當你卡在大腦的這一區域，只要生活中出現一點壓力，你就會產生巨大的壓力反應，許多人一直使用大腦的這個區域運作。

　　大腦中更適合運作的區域是前額葉皮層，這是可以幫助你看到希望和可能性的區域，當你透過前額葉皮層運作，你可以設定一個目標，並了解實現該目標所需的步驟和時間，這是你的執行功能中心。

　　有趣的是：你無法同時從杏仁核和前額葉皮層思考。你的大腦不是出於希望就是出於恐懼的角度來運作，而你可以選擇要從哪一個角度來思考。不過困難的是，如果你在生活中經歷過很多創傷，或者一直過著充滿壓力的生活，那你可能會陷入

恐懼之中。

我最喜歡的兩種大腦身體駭客可以協助你擺脫困境。第一種是**整脊療法**，這種療法已有百年的歷史，這不是什麼新式療法，但我們最近才理解它是如何改變大腦。整脊療法最初是由帕瑪（D.D. Palmer）博士發現，他是一位生物磁能治療師，了解能量如何在體內移動。帕瑪博士是最早提出所有疾病的根源是由於創傷、負面思想和毒素而導致神經流動減少的人之一。你承受的身體、情緒和化學壓力越大，你的身體就越容易生病。他也是第一個發現，當你調整脊椎，你會啟動神經系統並在身體中產生自癒的反應。多年來，人們會去找整脊按摩師來加速康復和預防疾病。

近年來，研究人員海蒂・哈維克（Heidi Havvik）博士發現，一次脊椎調整可以立即將大腦從「戰或逃」的模式轉換為前額皮質的活動。她的研究證明，經過整脊療法後，流入前額皮質的血流量會增加30%[註19]，這對於陷入「戰或逃」的更年期女性非常有幫助。

我們在診所使用的第二種重新訓練大腦的身體駭客工具稱為**BrainTap®**，這是由《喚醒天才》（Awaken the Genius）一書的作者帕特里克・波特（Patrick Porter）博士所創的技術。他的BrainTap耳機使用四個關鍵元素來誘導大腦同步。這些元素包括雙耳波差（binaural beats）、引導視覺化（guided visualization）、十週期全息音樂（ten-cycle holographic music）和等時音調（isochronic tones）。所有這些元素都有大量的科學支持其有效性。我的患者喜歡將這種身體駭客稱為「強迫冥想」。要讓大腦以平衡的方式運作需要多年的訓練，BrainTap會鍛煉你在「戰或逃」狀態時不常使用的大腦區域，所以可以在幾週內改變你對壓力的反應。

　　我將這個工具引進我的診所是因為我想幫助我的患者以另一種方式來處理他們的壓力生活。BrainTap的效果讓我驚艷。孩子們在學校更專注，壓力過大的媽媽們留意到他們對壓力的反應不那麼迅速，而那些失眠的患者終於可以輕鬆入睡，這成為我們身體駭客中心一個效果神奇的附加工具，許多患者都非常喜歡BrainTap，甚至會購買家用耳機版的BrainTap。

　　上述身體駭客的工具在協助更年期女性康復的過程中效果顯著，讓我印象深刻，因此我打造一個完整的診所來運用這些治療的工具，我們稱之為「重置室」（Reset Room）。目前它已成為人們用來增強活力並緩解生活壓力的地方，人們在我們重置室所獲得的結果真的是非常神奇。

青春永駐的步驟

- 首先，確實執行前面幾章提及的改善生活方式的方法。
- 確定你需要哪些身體駭客工具。
- 找一個整脊治療師。
- 尋找一間靠近你的身體駭客中心或購買家用設備。

人類在歷史上首次出現拒絕老化，這種抗老化的運動大部分來自戰後嬰兒潮世代。他們不想像父母那樣變老，他們覺醒到預防醫學的概念，他們想要預防的主要健康問題之一就是衰老。這迫使研究不斷發展，並產生對新技術的需求，這些新技術被稱為身體駭客。能參與身體駭客運動真的是一個激勵人心的時刻，我們在辦公室裡看到的紅光、氧氣艙和脈衝電磁場所帶來的驚人奇蹟。如果你認為自己會像父母一樣變老，你不妨重新再思考一下吧！我在本書中教你的原則，加上這些身體駭客的工具，可以為你帶來青春永駐的成果。

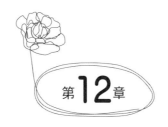

第12章

從生存到身強體健

　　此時，你很可能屬於兩種不同的族群之一。第一種是不知所措，不知從何處開始，我可以理解，請堅持下去。這一章包含一些實際的步驟，幫助你開始並建立適合你的生活方式。或者，你可能屬於第二種：你已經做了我在這裡列出的很多內容，但發現更多可以採取的方法。如果你是這樣，我鼓勵你挑戰自己，看看你能做些什麼把你的健康提升到一個新的層次。

　　將你的健康視為一個拼圖，每個人的拼圖大小都不同，有些人的拼圖可能只有二百五十片小拼圖，有些人可能是一千片小拼圖。無論如何，我希望你要有耐心，就像你在拼一個大拼圖，你可以先找出邊框的拼圖，然後按顏色分類，先拼好邊框，由外而內拼到拼圖的中心，這就是我希望你對待自己健康的方式。

　　讓我們從邊框拼圖片開始。回去複習之前的章節。你覺得自己最需要改進的是什麼？先從那一章和改變生活方式開始，前往該章節的總結並按照步驟進行改變。

　　我的好友艾咪已經停經，她想嘗試將斷食納入她的健康養生計劃。她在童年時曾患有飲食失調症，她擔心斷食可能會對她的

心理造成影響。但她還是想試試看。我讓她按照我在斷食章節中教導的步驟進行，她從第一步開始：將早餐時間延後一個小時。一旦她習慣了，就開始試著每天斷食十三個小時。持續十三個小時斷食對她來說很困難，所以她花一些時間在這個步驟上，直到漸漸習慣。在一個月之內，她掌握了訣竅，並準備進行更長時間的斷食，於是在不知不覺中，她輕鬆達到從晚餐到隔天晚餐斷食的任務，並且愛上這種方式。如果你是斷食的新手，請按照艾咪的步驟進行斷食。

一旦你掌握了你選擇要進行的第一章的步驟，請到另一章並按順序執行這些步驟，這正是艾咪所做的。她愛上了斷食，想要了解更多；她的感覺很好，想要更上一層樓。她的下一個階段是執行第七章中的步驟。身為一個糖癮者，她知道這一步生活方式的改變會很困難，但她按照我給她的規劃：先去除精製碳水化合物，然後計算碳水化合物和蛋白質的宏量營養素，最後提高攝入食物的品質，並添加更多的優質脂肪。每一步都需要時間適應和調整，每一步都帶來新的挑戰，但也提升了健康，每一步都激勵她要更努力。由於她堅定執行斷食生活方式、減少碳水化合物攝入量，她達到了理想的體重，全身充滿活力，並且準備開始排毒。循序漸進正是我在本書提出的理想生活方式建議的最佳方法。當你意識到的時候，自然就會愛上你的身體。

或許你是一個超級積極的人，想要不止一種改變生活的方

式，我當然明白，而且這也是可行的。你可以結合兩章或三章的步驟，我與患者進行一對一治療時就是這麼做的。我們會研究他們想要做多少改變、他們的目標是什麼，以及他們的生活需求是什麼，這樣我們才能設計可以讓他們成功的步驟。

社群媒體讓我明白，我在這裡傳授的原則讓人耳目一新且有效，你會想盡可能多了解如何將它們應用在生活中。這意味著你在執行這些步驟時很可能會遇到問題。我的YouTube、Instagram和Facebook頁面每週都會收到來自社群無數的問題。

我寫這本書的目的是拯救生命。「更年期重置」的五步驟可以讓你從疾病之路轉向健康之路。如果自我引導按部就班的方法不適合你，我還有一些資源可以提供給你，讓你的旅程變得更輕鬆。我有一個線上社群，社群中許多人都在實踐這些原則，歡迎加入我的任何一個方案。我提供三種線上方案：「重置者聯盟」（Reseter Collaborative）、「重置學院」（Reset Academy）和團體排毒。「重置者聯盟」（Resetter Collaborative）是我在Facebook的群組，每月一起斷食一次；「重置學院」（Reset Academy）是我在線上的會員群組，我在群組中教導各種不同的斷食法、飲食變化和修復微生物基因體；我的團體排毒課程是引導學員進行排毒，將神經毒素和致癌物質從體內排出，你可以選擇適合你的課程加入。

麗莎的故事

在45歲時，麗莎的健康狀況每況愈下，她一直覺得疲憊不堪、無法入睡、記憶力下降，而且整天非常焦慮，做什麼都無法放鬆，即使是最小的壓力也會讓她陷入恐慌。她有可愛的孩子，疼愛她的先生，以及她熱愛的生活。她覺得自己的焦慮毫無道理，麗莎知道她必須改變什麼，所以她尋求我的幫助。

我對「更年期重置」方案進行客製化調整，花了幾個月的時間和麗莎規劃適合她的日常行程的斷食生活方式。她的週末都被孩子們的體育賽事填滿，因此斷食成為她在那些漫長日子裡的寶貴工具。我教她如何進入生酮狀態，這讓她精力充沛和思維清晰，並幫助她減掉多年來一直減不掉的最後九公斤。她進行體內毒素檢測，並與我討論幾次客製化的排毒方案，這讓她感覺更平靜，並恢復了正常的睡眠。從我們初次見面後不到一年的時間，麗莎變得更有活力、更平靜、更快樂。她遵循我教她的工具，為自己建立讓她在更年期更強健的生活方式。麗莎今年50歲了，前幾天她告訴我，她已經正式停經一年了。當她坐在我的辦公室談論她正式停經後的感受，她回顧自己的停經歷程。她說：「我想你知道的，更年期過程對我來說其實沒有那麼糟糕。」這對我們來說真是美好的一刻，因為麗莎意識到，自從她在45歲時改變生活方式後，她就沒有經歷過像許多女性經歷的更年期波動。

整合所有的步驟

- 選擇你最需要改變的生活方式。

- 按照我提供的改變生活方式的順序執行步驟。

- 一旦掌握自選的生活方式改變後，接下來再選擇另一個
  吸引你的生活章節。

- 遵循該章的步驟進行，依此類推。

- 如果你需要更多細節或社群支援，請加入「重置者聯
  盟」（Resetter Collaborative）和／或我的「重置學院」
  （Reset Academy）。

- 尋找進一步的檢測或健康諮詢，以客製化你的個人方案。

如果你仍然不知如何是好，請勇於尋求幫助。我有一個很
棒的團隊，他們非常願意支持你，為你指引正確的方向，你可能
需要進行更多檢測才能更了解自己的身體，或者你可能需要一對
一的諮詢以找出健康謎團中缺少的那一塊。無論你的健康狀況如
何，你是可以康復的。

當我進入40多歲時，我的身體失衡狀況百出，我花了近十年
的時間才發現我在這本書為你規劃的方案。太多的女性在更年期
階段受苦卻得不到任何解方，現在，你可以透過改變生活方式來
解決許多症狀，但不需要花上十年的光陰，我希望你的症狀現在

就能好轉。

　　無論你是遵循每個章節中的步驟進行，還是加入我的其中一個課程，我都要為你歡呼。更年期階段是一個神奇的旅程，可以重新調整生活，將你的症狀視為尋求幫助的呼救。當你了解如何透過改變生活方式來解決這些症狀，這些呼救就會停止。最重要的是，你會再次感到重拾健康的主控權。

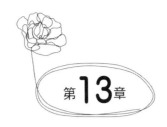

第 13 章

你的身體比你所知的更強大

　　哇！你已經快看完這本書了，我希望這本書能夠激勵你，帶給你希望。我真希望你能從我的角度，看到成千上萬個成功的故事。這些女性遵循我列出的五個步驟重置她們的更年期症狀。請記住，每一章都能為你帶來不同層面的療癒效果。

　　如果你在更年期的階段仍然感到迷惑，請重溫第四章和第五章，這兩章是有關荷爾蒙層次結構以及哪些荷爾蒙會影響你的症狀。如果你在體重、精力、熱潮紅或思維清晰度上遇到困境，請重讀第六、七和八章，並開始為自己建立一種斷食和生酮的生活方式。

　　受不了失眠？掉髮？感覺記憶力大不如前？那麼請重溫第九章，熟悉一下環境中可能導致荷爾蒙下降的毒素。最後，如果你似乎無法降低血糖，或者你覺得自己用盡一切想要讓症狀消失，但卻毫無效果，請重讀第十章，也許是時候讓這位忙碌的女性放慢步調了。

　　當你遵循這五個步驟，永遠不要忘記天生的神奇身體已具備自我療癒的能力。你的身體比你被教導的要強大許多，我知道你

所經歷的掙扎看起來不像是個奇蹟，但我向你保證，在這個脫序的更年期旅程，存在一個難得又奇妙的治癒機會。

更年期就像一面鏡子，眼前出現的症狀是身體送給你的禮物，希望你能看見並好好處理。我對你最深切的期望是，不要將這些症狀視為壞事，而是接受它們，它們不是碰巧發生在你身上，而是為了你才出現。

我對當今世界的健康狀況感到難過，而正在經歷更年期的女性更是最脆弱的一群。荷爾蒙具有保護的作用，當你失去這種保護力並進入停經後的歲月，你就會面臨各種疾病。骨質疏鬆症、荷爾蒙相關的癌症、心血管疾病、關節炎、失智症、阿茲海默症和糖尿病都是停經後更常見的疾病。當你正處於更年期前期到更年期後期的過度期，你就有機會。你可以改變健康的方向，執行我在書中列出的改變生活的方式，重新掌握自己的健康。慢性疾病不會在一夜之間發生，癌細胞也需要多年的不良生活方式才能形成，當你傾聽身體的需求，疾病自然無法生成。

無論你被診斷出什麼疾病，接觸過多少毒素，或者許多醫生對你的狀況不樂觀。但你的身體想要康復，它已經為這一刻做好準備，它想與你合作，而不是與你作對，你的體內有一種強大的智慧，知道該做什麼。當你應用本書中列出的五個步驟，你將會看到身體天生的強大力量。

你現在擁有在整個更年期階段保持強健的工具。如果你發覺

自己偏離了方向，請重溫本書解釋荷爾蒙的章節。提醒自己荷爾蒙的層次結構，並記住當你平衡皮質醇和胰島素後，你將更容易平衡雌激素、黃體素和睪固酮。如果你迷失了方向，對自己的症狀感到困擾，請回到更年期重置的五個步驟，將這些步驟視為可以協助你找到出路的地圖。

我每天在我的診所見證一個接著一個康復的案例，那些一直堅持減肥、服用多種藥物、失去記憶、失眠、長期疲勞的女性終於扭轉自己的健康狀況。不是因為神奇的藥丸或手術，她們的健康狀況之所以改善，是因為她們決定再次相信自己，她們學會如何建立斷食的生活方式，應用生酮飲食的原則。當月經出現時，她們會根據自己的生理週期進食，開始照顧自己的雌激素代謝菌群，開始排毒。她們放慢生活的節奏，致力於與身體合作而不是對抗它，結果奇蹟就會發生，身體開始自癒。

我最喜歡的時刻是當患者說：「這真的很管用。」的確很有效，因為你的身體生來就具有自癒的能力，只是從來沒有人教過你如何善待它。

更年期是一個相信自己並再次把自己放在首位的機會，對許多人來說，過去幾十年都致力於家庭、事業或周圍每個人的需求。現在，你要把人生的下一個階段奉獻給自己。

當我們與身體失去連結，疾病就會發生，這是很常見的情況。我們生活在一個重視外在體驗的世界，經常忽略內在發生的

一切。我們很少放慢腳步傾聽身體的聲音。有時我們只是想辦法克服症狀，卻從不花時間去傾聽。但當你停下來欣賞更年期階段身體所發生的變化，你會心生敬畏。你的一個重要器官多年來一直為你服務，現在即將退役，它已經完成了它的任務，這個過程很神奇且具有象徵性的意義。

我記得有一天早上，在經歷幾天特別難熬的荷爾蒙波動後，我坐下來冥想，這些日子身心劇烈的起伏讓我精疲力竭。坦白說，那天早上我沒有任何領悟，我對自己的身體感到憤怒，我希望更年期的瘋狂日子能夠早點結束。當我靜靜地坐著，突然腦海閃過一個念頭：「不要對你的卵巢生氣；它們幫助你生了兩個漂亮的孩子。」那一刻我突然意識到，這個令人難以置信的身體部位為我的生命帶來兩個最大的快樂泉源：我的兩個孩子。每個月，這些卵巢都會向我打招呼，它們有一個讓我受益無窮的任務，現在是時候讓它們退休。當我將焦點從憤怒轉為敬畏，我能感受到的就是對這些神奇的器官充滿感激，我開始將我的更年期症狀視為來自老朋友的信息。

我們的社會對於人生這個階段有一套臨床作業的方法，將症狀視為需要消除的麻煩事。然而，我的更年期之旅教會我一件事，那就是尊重這些症狀和身體正在經歷的過程。身為女性，我們非常幸運，能夠生活在一個每月都有荷爾蒙交響樂演奏的身體裡。

　　你無法治癒你所討厭的身體。當你邁入人生的下一個階段，請心懷感恩與愛，尊重身體的智慧，你是何其有幸才能身在其中。當你從愛和欣賞的角度出發，並配合適合你而非阻礙你的生活方式，身體自然會強健。

　　由衷希望本書對你能有所幫助，我對你有信心，我知道你人生的下一個階段可能是至今最美好的時刻，不要放棄，我正在為你加油打氣。

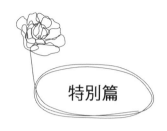

輕鬆入睡

如果你在我20多歲時問我最喜歡的消遣是什麼，我會告訴你睡覺。入睡、熟睡、在旅行中小睡——凡是你能想到的，睡眠是一種我很享受的健康習慣。當我30多歲，我很努力在母職和事業之間學習如何平衡，我發現二十分鐘小睡的威力。在那些年裡，穿梭在診所忙碌的事務與為人父母的職責中，馬不停蹄的生活停不下來。一段快速小睡的時光成為我緩解忙碌生活的解方，在日程安排滿檔的一天，我發現透過短暫的睡眠可以恢復活力，因此我在午休時間裡會小睡二十分鐘，我很快就能入睡，醒來時精神煥發，準備好迎接下午的行程。

然而，到了40多歲，我與睡眠的關係發生巨大的轉變。首先我留意到的最大變化是我無法再一覺到天亮。凌晨兩點成為我的煎熬時刻，我不再像年輕時那樣毫不費力就能重新入睡，而是翻來覆去好幾個小時，大腦處於極度專注思考如何解決問題的狀態。在凌晨時分，我的思緒就像一隻野狗追逐著一根骨頭，滿腦子的想法轉個不停，整夜無法入睡。於是，我變成一個極度敏感的淺眠者。家人的聲音、丈夫深夜上床，甚至窗外的風聲都能讓

我從夢中驚醒。無法一覺到天亮的困難最終變成難以入睡，我再也無法快速倒頭入睡，相反，我會在床上翻來覆去好幾個小時，直到身體和思緒放鬆後我才能進入夢鄉。這真的是一種煎熬，我從未想過，多年來毫不費力的事情會變得如此困難。

就在我以為睡眠問題是最糟糕的情況下，夜間盜汗開始了。入睡困難、一點聲響就會醒來，以及夜間熱潮紅等，這讓我每晚失眠，無法好好休息。如何讓我荷爾蒙耗盡的身體找到睡眠的節奏成為我的目標，當甜美的睡眠成為一項艱鉅的任務，我開始尋找新的工具，好讓我恢復充足的睡眠。讓我抓狂的睡眠模式開啟我長達十年的探索，尋找更年期階段的身體需要什麼才能獲得夜間穩定的睡眠。

在本章中，我想與大家分享我的發現。當你進入更年期，你需要了解一些扭轉乾坤的睡眠工具，這些工具不僅對我非常有效，對我的社群中數千名女性也非常有效。在我向你介紹這些工具時，我希望你記住，處理失眠需要比其他更年期症狀更多的工具。有時候，你使用一個工具，它就像魔法一樣神奇，有時候卻起不了任何作用。不過沒關係，不要放棄這個工具。不同於我在本書為你列出的其他五種改變生活的方式，睡眠工具的變動性很大，你不一定會同時使用全部，有些夜晚你會用到一個工具，有些夜晚則全部用上。睡眠是一種你無法強求的健康習慣之一，正如你的荷爾蒙有其節奏，這些工具也有其自然的律動。

為了幫助你靈活運用這些睡眠工具，我將它們分為三類：基礎、強烈建議和附加選項。在詳細介紹這三個類別之前，我想先解釋為何更年期會對我們的睡眠造成巨大的干擾，了解更年期階段出現失眠問題的原因將有助於你選擇最適合你的睡眠工具。

為什麼更年期的女性難以入眠？

就像減重取決於荷爾蒙一樣，睡眠也是如此。有五種荷爾蒙會影響你的睡眠：皮質醇、褪黑激素、胰島素、雌激素和黃體素。

讓我們先探討你的性荷爾蒙：雌激素和黃體素。事實證明，這些美妙的神經化學物質是支持你睡個好覺的關鍵。隨著它們開始衰退，入睡和一覺到天亮原本很簡單的事變得困難重重。黃體素最大的特性之一是它可以激活大腦中的 γ-胺基丁酸（GABA）受體點，讓你的身心放鬆。如果沒有黃體素，你的GABA值可能會直線下降，讓你焦躁不安、難以入睡。更年期伴隨的GABA和黃體素下降常常讓人感覺好像喝了幾杯咖啡，你疲累地爬上床，但一躺下來後，反而精神緊繃無法放鬆，這就是黃體素和GABA不足的狀況。接下來在「美麗附加選項」的段落中，我會提供許多提高GABA的工具，讓你可以輕鬆適應40歲後黃體素降低的狀況。

　　雌激素降低是導致夜間盜汗或熱潮紅的原因。在更年期階段，雌激素會劇烈波動，前一天可能激增，第二天又急劇下降。這種雌激素的大起大落在更年期初期非常普遍。一天前，你覺得雌激素像是你最好的朋友，讓你思緒清晰、日理萬機、認知敏銳、皮膚光滑無皺紋，以及強健的頭髮。但到了隔天，你的感覺完全相反，你無法專注，皮膚和黏膜乾燥，生活中的所有壓力源都會讓你的大腦陷入戰或逃的狀態。就是這些雌激素劇烈波動引發熱潮紅，尤其是在夜間。雌激素急劇下降會促使下視丘提高體溫，光是一個晚上，雌激素的高低變化可能很極端，讓你整晚多次全身濕透。如果你有這種情況，請特別留意我提供的基本工具，因為透過一些簡單的生活方式改變，你就可以輕鬆穩定雌激素的波動。

　　儘管褪黑激素普遍被稱為睡眠激素，但要讓身體產生褪黑激素並不像你想像的那麼容易，你的健康狀況有很多方面會影響褪黑激素的產生，不過，最令人驚訝的因素很可能是接觸陽光。褪黑激素受到光的影響，當你的眼睛接收到不同類型的光線，它就會現身。相較於其他時間，日出和日落的紅光較強，這是一天中對褪黑激素影響最大的兩個時段。早晨，當太陽升起時，天空瀰漫的紅光，告訴你的身體停止產生褪黑激素，接下來身體需要幾個小時才會停止產生褪黑激素。到了傍晚，當你的眼睛看到黃昏天空變暗時，日落時發出的紅光會向褪黑激

素發出信號，讓褪黑激素重新啟動，因為一天即將結束，不久將進入睡眠時間。正午的光線就像褪黑激素的北極星，告訴它你現在處在每天週期的哪個時段，重新調整你的生理節奏對於優質的睡眠非常重要。如果你錯過這三個關鍵的光照時間，你的褪黑激素水平可能會受到影響。在基礎睡眠工具部分，我提供了一些經過驗證的方法，幫助你重置生理節奏，讓你的身體產生褪黑激素，無需依賴補充品。

皮質醇對你的健康各方面都有害，尤其是你的睡眠。請記住，皮質醇會向你的大腦發出危機的信號。在危機中，睡眠不是身體的首選，因為生存才是身體的首要任務。當皮質醇急劇上升時，你的身體會希望你動起來，盡快逃離危險。在長期壓力下，你可能需要皮質醇來解套。但當壓力持續升高，你可能會在一天結束時躺在床上，發現自己的心跳加速，身體無法放鬆入睡，因為你的身體仍然保持在高度警覺下希望你逃跑而不是睡覺。如果你經常在凌晨兩點醒來，這很可能是皮質醇激增的信號。通常，在凌晨兩三點左右，你的血糖會降至夜間的最低點，這種葡萄糖下降的情況會引發過度活躍的腎上腺分泌皮質醇，這無疑就是你醒來時心跳加速的情況。這種皮質醇在錯誤時刻激增的模式稱為皮質醇失調。在「基礎睡眠工具」和「美麗的附加選項」中，我提供一些經過驗證的工具來平衡皮質醇，這樣它就不會啟動你的生存中心將你喚醒。

最後一種影響睡眠的激素是胰島素，我們通常不會提及高胰島素值導致夜間睡眠不佳，但胰島素與褪黑激素呈反比的關係。當褪黑激素水平較低時（如白天），你對胰島素會更敏感。這意味著你在白天進食會引起較大的胰島素反應。這點很重要，因為胰島素的作用是將葡萄糖輸送到你的細胞內。天黑進食則不會產生相同的胰島素反應，因此多餘的葡萄糖會在你的血液中流動尋找出路。如果在冬季晚上，你在八點吃一份高碳水化合物餐點，那麼膳食中的葡萄糖很可能會儲存到脂肪和腦組織中。夜間血糖大幅升高不僅會導致更多脂肪堆積，而且還會啟動你的「戰或逃」神經系統，通知身體要保持警覺而不是睡覺。在「基本睡眠工具」段落，我將向你介紹如何調整進食時間以配合光照時間，這不僅可以提高褪黑激素值，還可以讓胰島素有機會適時調節血糖。

 ## 基本的睡眠工具

我在40多歲時，我必須解決的最基本睡眠習慣之一是重置我的生理節奏。我們的荷爾蒙分泌與光線密不可分，不管是男性或女性都一樣。但對於更年期女性來說，這一點尤其重要。當你失去幫助睡眠的性荷爾蒙，你的身體將被迫依賴其他荷爾蒙和神經傳導物質來完成睡眠的工作。體內的神經化學物質就像是一個團

隊一樣，如果團隊中有成員倒下，其他人就必須站出來承擔額外的任務，這使得重置你的生理節奏在這個階段變得非常重要。當你的身心處於正確的生理節奏狀態，你的其他荷爾蒙就可以正常流動，為身體提供必要的神經化學節律，讓你一夜好眠。

 ## 你的生理節奏

你的生理節奏是對每日二十四小時的身體、心理和行為變化的反應，這是身體對於「睡眠－清醒」週期的感知力，這個週期由神經化學物質（包括荷爾蒙和神經傳導物質）控制，這些化學物質在二十四小時內不斷釋放，幫助你白天保持警覺，夜晚入睡休息。此系統會受到多種外力的顯著影響，其中最重要的是光線的影響。

理解生理節奏最佳方法是了解你在二十四小時畫／夜週期中神經化學上的變化。我希望你從中看到，有很多日常的外力可能干擾你的睡眠神經化學物質。了解這種節奏，以及如何使你的日常習慣與之同步，對於良好的睡眠品質極為重要。

早上剛醒來時，你的身體仍然在分泌褪黑激素，然而暴露在光線下會停止褪黑激素的分泌，你可以將早上暴露在光線下視為打開生理節奏計時器。一旦計時器啟動，你的白天神經化學物質就開始釋放。首先出現的是皮質醇，就在你起床的那一刻慢慢

釋放，然後在醒來兩小時後達到高峰。皮質醇是一種讓你整天充滿活力，也是種讓你動起來的荷爾蒙。因此，從荷爾蒙的角度來看，晨間是運動的最佳時段。皮質醇在早上達到高峰後會自然下降，直到傍晚來到白天的最低點。如果皮質醇因壓力而在下午出現高峰，那你可能會打亂這種自然的皮質醇節奏，這稱為皮質醇失調，也是導致夜間睡眠品質變差的重要原因。當你在一天結束時感到緊張和疲倦，這可能就是皮質醇失調的徵兆。另一個常見的症狀是心跳加快或心跳劇烈，如果這發生在一天結束時，那麼你的皮質醇模式很可能失調。我知道現代生活難免有壓力，通常壓力在下午依然不減，導致皮質醇在不該出現的時段飆升。話雖如此，你仍然可以在充滿壓力的生活中採取一些有效的策略平衡皮質醇，幫助自己入睡。以下是我最喜歡的五種平衡忙碌女性皮質醇值的方法。

善用皮質醇，不要抗拒它

平衡皮質醇模式的第一個方法是在日出時起床。早晨日出的紅色調會使褪黑激素停止分泌。當你在清晨錯過讓眼睛照射到紅光的機會，褪黑激素會在醒來時突然關閉，而皮質醇會迅速飆升。對於正在適應荷爾蒙流失的更年期大腦來說，溫和平穩的荷爾蒙轉變非常重要。荷爾蒙的突然變化可能會直接造成睡眠品質不佳。荷爾蒙和神經系統劇烈起伏會使我們脫離自然的節奏，讓

我們持續處於「戰或逃」的狀態。日出時起床，自然而然進入新的一天，可以平衡皮質醇和「戰或逃」的神經系統，幫助你在夜間睡個好覺。如果你住在早上看不到紅光的地方，你可以在早上打開家用紅光，使你的眼睛能夠感知到新的一天又開始了。

你在清晨所做的事情也很重要。如果你直接拿起手機查看電子郵件，就會暴露在藍光下。藍光會迫使褪黑激素突然停止分泌，如果你的電子郵件又帶給你壓力，你的皮質醇就會被啟動。早上第一件事就看手機，這個簡單的動作就能打亂兩種主要的荷爾蒙。我在40多歲時改變的一個重要日常習慣是早起看日出，然後花一個小時坐在我最喜歡的椅子上冥想，閱讀一些激勵人心的文章。我稱這個時段為我的奇蹟時光，因為它對我的心態和睡眠都產生了奇蹟般的效果。改變一天開始的方式讓我可以輕鬆應對新的一天，使我與褪黑激素和皮質醇的自然節奏保持一致，這是一個非常強大的健康習慣，至今我仍然非常小心地維持。

讓皮質醇在早晨自然升高的另一個關鍵是喝咖啡的時間。請記住，起床後的兩小時皮質醇會達到高峰。如果你醒來後馬上喝一杯咖啡，你會比正常的生理節奏更早啟動皮質醇。為了避免皮質醇過早產生的一個簡單步驟是在起床後兩個小時再喝咖啡。現在，你別急著把這本書丟掉，當你看完這段話後，我知道這聽起來很瘋狂！成年後的我在大部分的時間裡離不開咖啡。在我40多歲時，如果你告訴我要把喝咖啡的時間延後兩個小時，我大概會

說謝謝再聯絡，我不會參與這種折磨。然而我最終發現一個奏效的簡單策略，每天早上將喝咖啡的時間慢慢往後挪，先延後半小時，過了幾天再延後半個小時，每隔幾天，再往後延一點，幾個星期後，起床後過兩小時再喝咖啡就變得很自然。

在我40多歲時，我的另一個平衡皮質醇失調的策略是冥想。早上我起床後直接到我所謂的「思考椅」上進行冥想。通過延後喝咖啡和先進行冥想，我學到的是，在沒有咖啡因的情況下，我的大腦可以進入更深的冥想狀態。沒有咖啡因，我可以毫不費力進入一種稱為 θ（Theta）波的腦波狀態。θ 波在我們深度睡眠時出現的 δ（Delta）波狀態和我們完成日常活動所依賴的 β（Beta）波狀態之間。靈感和洞察力最常出現在大腦處於 θ 波的狀態下，這時進行冥想要容易許多。當我開始雙重進行改變生理節奏的習慣，透過延後喝咖啡和晨間冥想，我的睡眠狀況顯著改善了。

另一種我用來調節皮質醇的方法是將運動的時間移至皮質醇達到高峰的時段：起床後兩小時。請記住，皮質醇希望你動起來，這使得早晨的鍛煉成為皮質醇強力的調節器。在起床後幾小時去散步或上健身房可以完美利用皮質醇。當皮質醇大量湧入時善用它不僅對你的睡眠有益，而且對整體健康也很重要。

到了下午因壓力事件而出現的皮質醇高峰，請記住，運動是將皮質醇排出體外的好方法。當出現壓力情況時站起來走動，這

對皮質醇有兩方面的助益。首先，你讓這種充滿活力的荷爾蒙發揮作用；其次，你告訴大腦，它不需要保持在戰或逃的模式。每當我的思緒陷入恐懼或焦慮，我就會走動一下，我發現這是減輕焦慮和降低皮質醇最快的方法之一。

以正午的陽光作為指引

　　一旦你將早晨的習慣與你的荷爾蒙需求同步，接下來你就要考慮在一天中的其他時間進行日照。例如，正午的陽光會告訴你的大腦此刻來到一天中的哪個時段。如果我們回到早晨的光照是啟動計時器的想法，那麼正午的陽光就是告訴大腦距離入睡前還有多少小時。如果你整天待在室內，沒有照射到正午全光譜的陽光，那麼你的生理節奏計時器可能會被打亂。中午快速散步二十分鐘就可以解決這個問題，而且正午的陽光還會激活眼睛中的血清素受體點。血清素是一種讓人感覺良好的荷爾蒙，可以提升你的情緒。走出戶外讓大腦感受這種全光譜的光線，不僅可以讓你的生理節奏正常運作，還能提振你的心情。

　　隨著下午的進展，許多讓你精力充沛、愉悅的荷爾蒙開始下降。例如，皮質醇在下午三點左右達到新低。你可能會把這種情況視為午後疲憊。你的荷爾蒙發生變化是因為皮質醇急劇下降。如果你想睡個好覺，請不要在下午喝咖啡，這無疑會讓你的皮質醇失調。

將重要的行程提早

　　與我們的生理時鐘同步的神經化學物質有趣之處在於，早上我們的體內含有更多充滿活力的化學物質，到了下午和晚上，這些化學物質自然會消失，因為身體準備要入睡。當我了解這種神經化學節奏後，我開始提前安排我的行程。我會在早上五點起床，進行我的奇蹟一小時，兩個小時後我會泡一杯咖啡，然後開始新的一天。早上八點，我已經完全投入工作，幾個小時後，我會休息一下去運動，然後再回到工作崗位。我的目標是在下午四點之前完成一天中壓力最大的部分，這與皮質醇的自然節律一致。下午四點之後，如果可能，我會做那些讓我感到快樂和輕鬆的事，例如烹飪、與親人聊天或閱讀一本新書。我明白，你可能無法將一天中重要的事務提前，但如果睡眠對你來說很困擾，你可以評估是否能夠將高強度的活動提早。將一天的工作往前集中不僅可以幫助你利用一天所需的荷爾蒙，還可以保護你免受因皮質醇在不當時機激增，進而導致神經化學物質失衡的影響，當你養成這個習慣，你就能保持愉悅的心情。有時壓力事件在所難免，但如果你有意識地做到這一點，你會發現將一天的重要事務提前安排很有趣，可以幫助你集中精神完成任務，並且讓你慢慢放鬆進入睡前的時段。

適當的夜間光線

下一個是就寢前幾個小時內的日常安排。當你結束一天，有兩種主要的荷爾蒙要留意：**褪黑激素和胰島素**。在一天結束時，最理想的情況是體內的褪黑激素分泌較高而胰島素分泌較低，這是荷爾蒙原本的運作方式。到了晚上八點，如果褪黑激素分泌量很低而胰島素分泌量很高，你就會難以入睡。讓我給你一些簡單的策略，以確保這種情況不會發生。首先，留意一天結束時你所接觸的光線。記住，日落時天空的晚霞是啟動褪黑激素分泌的信號，如果你有機會在日落時散步，看著天空的紅光，這將是促進褪黑激素分泌最好的方法。其次，太陽下山後，盡量減少接觸藍光是夜間睡眠的關鍵。藍光會抑制褪黑激素分泌，不幸的是，家中隨處可見藍光。像是照亮每個房間的LED燈中都含有藍光波，你的手機、電腦螢幕和電視機也有藍色光波。

因此，如果你在日落時散步，希望藉此褪黑激素分泌量會激增，但回到家後卻處於充滿藍光的環境，那麼你可能感受不到散步為你帶來的褪黑激素激增。幸運的是，越來越多人開始意識到藍光的有害影響，並製造出許多小工具來阻擋夜間藍光。最簡單的第一步是安裝濾鏡，將手機和電腦螢幕設定在夜間光線模式。大多數手機和電腦已經有內建抗藍光功能，但如果你的手機和電腦沒有此功能，你可以下載藍光過濾程式，這些濾光程式可以阻擋所有來自設備的藍光。另一種很多人使用的技巧是佩戴抗藍光

護目鏡，這是一個非常簡單的步驟，可以擋掉夜間你在家接觸到的所有藍色光源。

　　無論你選擇何種方法，你的大腦需要在睡覺前幾個小時內接收這種光譜的變換。請記住，更年期女性會失去助眠的荷爾蒙，因此當你30多歲時，即使晚上在家接觸藍光不會影響你的睡眠，但現在可能會對你造成影響。

 提早吃晚餐

　　晚餐時間對你的睡眠很重要。胰島素和褪黑激素的作用剛好相反，當褪黑激素升高時，你對胰島素的抗性較高；當褪黑激素下降時，你對胰島素的敏感性就會恢復。這意味著，用餐時間離睡眠時間太近會抑制褪黑激素的分泌。改變習慣，將晚餐時間提前就可以讓褪黑激素保持在最佳狀態。許多生理節奏專家強烈建議，我們應該盡量在白天進食，這有助於提高胰島素敏感性，產生更平衡的葡萄糖反應，並確保褪黑激素在一天中正確的時刻發揮作用。

　　我明白，如果你以前從未接觸過有關生理節奏的知識，那麼我剛剛提及的內容可能會讓你感到茫然。請繼續閱讀下去，根據生理節奏建立生活方式是一門藝術。在本章的末段，我將提供給你一些步驟，讓你輕鬆整合上述的策略。

強烈建議的睡眠工具

當談到睡眠時，人們通常需要一個快速的解決方案。然而，速戰速決的方法很少能為你帶來持久的健康效果，尤其是在調節生理節奏方面。為了每晚都有穩定的睡眠，你需要創造一種生活方式，這就是為什麼我先要制定基礎工具的原因，一旦你的日常作息與生理節奏同步，你就可以添加另外兩種關鍵的睡眠工具來滿足你的基本需求。

你的基本需求

當你配合身體與之合作，身體的本能自然會讓你恢復健康的狀態。斷食和食物多樣性、重置微生物基因體、降低體內毒素，以及調整忙碌的生活方式，所有這些方法的核心都是以一種獨特的方式，讓你恢復身體的原始設計。人類正處於歷史性的一刻，我們的演變與現代世界處於錯亂失調的狀態。我們攝入過多的食物、過度曝露於藍光、快節奏的生活，以及源源不斷的有毒物質，這些已經嚴重影響我們的健康，這種發展上的不協調嚴重傷害了更年期的女性。當我們失去荷爾蒙的同時，現代世界的壓力卻在增加。身體、情緒和化學的持續壓力源讓你偏離原始的設計，使得進入更年期階段的身體難以在夜間休息。在這個時代，

大多數女性進入更年期時已經達到極限，過著充滿壓力的生活。這種現代、匆忙的生活方式對睡眠有巨大的影響。為了讓你的睡眠恢復正常，你需要模仿我們原始祖先的一些習慣。我之前提到的光照、食物和運動策略就是在啟動這個過程。

讓我們先從了解史前時代婦女的睡眠習慣開始。首先，原始時代的婦女別無選擇，只能與晝夜的光照節奏同步。然而，這些婦女在睡眠方面還有兩個重要的步驟值得我們學習。她們睡在冰冷堅硬的地上，身上蓋著厚重的獸皮當毯子，這點是關鍵，因為當你的核心溫度下降，身體就會進入睡眠的狀態；當輕微重量加在身上，神經系統就會平靜下來。儘管聽起來很瘋狂，但身體在寒冷中睡得更好，這對於整夜熱潮紅的更年期女性尤其重要。現在科學已經證明，當你的核心體溫下降五度，就會向你的大腦發出入睡的信號，而你有多種方法可以達到這個目的。

首先，你可以在晚上打開空調或打開窗戶，讓夜晚的冷空氣進入你的房間。對於夜間出現熱潮紅的更年期女性來說，這可能具有立即的效果。如果是夏天或者你居住的環境很熱且沒有空調，我強烈推薦涼感床墊，這是一種夜間散熱的床墊套。事實上，你可以將溫度設定在你想要的溫度。作為更年期女性，調節夜間體溫最重要的部分是確保體溫保持在涼爽的狀態。有時候，我做了所有正確的睡眠策略後上床，仍然翻來覆去輾轉難眠，這時溫度就能發揮極大的作用。通常，我只需要伸手按下涼感床墊

上的控制器，將溫度調低幾度，就能立即入睡，這對我來說真是太神奇了。如果你不喜歡涼意，你可能會覺得怪怪的，但我向你保證，核心體溫的微小變化對你的睡眠來說很不可思議。

　　另一種模仿原始祖先的睡眠工具是重量毯。當我第一次聽到重量毯，我覺得怪可怕的，我無法理解睡覺時在身上加壓會讓我放鬆。但當我深入研究並從原始的角度看待這個想法，我意識到額外的重量可能觸發身體的本能，就像核心溫度小幅下降會啟動睡眠一樣，事實證明，在身體上稍微加壓也會產生相同的作用。有了涼感床墊、重量毯，現在你可以睡得像穴居人一樣安穩。我發現使用重量毯的技巧是找到適合你的最佳重量。當我第一次嘗試這種睡眠工具，我試過好幾次才找到適合我的重量毯，你可以在我的網站上找到這一款重量毯。

 ## 美好的附加選項

　　隨著你的生理節奏恢復正常，你的基本需求也得到滿足，現在你已經準備好探索一些可以改善睡眠的神奇補充品。請記住，補充品只是健康生活方式中的額外輔助品，我們往往會尋求補充品來解決我們眼前的健康問題。我可以百分百肯定告訴你，天底下沒有一種適合所有人的睡眠補充品。而且，只有當基本步驟到位，補充品的效果才會更好。在睡眠方面，我發現有助於睡眠的

補充品分為兩大類：神經系統鬆弛劑和營養必需品。

 ## 神經系統鬆弛劑

　　如果你處於戰或逃的狀態，你根本無法入睡，無論你使用多少工具。倘若你的身體認為有老虎在追它，那麼睡眠對你的生存則無任何好處，它會讓你的交感神經系統保持在激活的狀態，告訴大腦要逃命了。當你把頭放在枕頭上，這可不是你希望大腦收到的信息。

　　這讓我想起疫情大流行的第一年。在診所度過漫長緊張的一天後，回到家我會與先生深入討論當時世界層出不窮的各種壓力事件，許多討論讓我感到不安和憤怒。我開始留意到，當我上床後，我的大腦停不下來。所以我和先生達成一項協議，在晚上八點之後不再討論這些讓人緊張的話題。我需要讓我的神經系統放鬆下來，當這個每晚的習慣改變後就像施了魔法般，讓我在極大的壓力下仍然可以得到充分的休息。

　　有時壓力不斷向我們襲來。我們的神經系統永遠沒有機會擺脫戰或逃的模式，這時你需要尋求幫助。當談到舒緩疲憊的神經系統，有三種補充品是我的首選。

　　我推薦的第一種是高品質的CBD（大麻二酚）補充品。你的身體有一個內源性大麻素系統，可以平衡你的神經系統和免疫

系統。如果這個系統耗盡，那麼你幾乎無法擺脫戰或逃的狀態。由於我們生活在一個壓力很大的世界，CBD補充品已變成一種流行，而且理由充分！在睡前幾個小時補充優質的CBD確實可以幫助你擺脫壓力狀態並進入更放鬆的狀態。

如何找到適合你的CBD補充品？尋找最佳的CBD補充品絕對是因人而異，要看個人的反應。這意味著你需要嘗試不同的產品，看看身體對哪種反應最好。重點是，你的大腦中有幾種類型的CBD受體，有些受體適合單純的CBD，有些受體則適合混合小劑量的THC（四氫大麻酚）。近年來，大麻領域變得非常複雜，過去直接服用CBD的日子早已不復見。對於睡眠和放鬆，我注意到我的身體對CBD、CBN和THC的混合物中效果最好。我之所以知道這點，是因為我花了數年的時間測試哪些產品對我最有效，你可以在我的網站上找到我最喜歡的CBD產品。

我的夜間第二個選擇是卡瓦（kava），這是一種讓人放鬆的草藥，幾世紀以來，太平洋島國的島民一直在使用卡瓦，它可以刺激你的副交感神經系統，這是神經系統中讓你平靜的部分。很多時候，睡眠不佳是因為我們忽略了神經系統這個部分，就像一塊很少使用的肌肉，如果你不訓練自己使用副交感神經系統，它就會變弱。因此當你整天處於戰或逃的狀態下，你很難轉換，這時卡瓦就可以出手拯救你，有效支援你的副交感神經系統。一杯卡瓦茶或一滴酊劑可以啟動你的休息和消化神經系統，這個工具

非常適合在晚餐後使用。在一天中的這個時刻啟動副交感神經系統不僅可以幫助消化，還可以讓你進入更放鬆的狀態。

最後一種我發現對睡眠有效的神經系統鬆弛劑是一種奇特的小脂肪酸，稱為磷酸化絲胺酸（phosphorylated serine）。這種獨特的營養素可以將體內的皮質醇分泌量降低50%至70%。當我在凌晨兩點醒來，頭腦轉個不停時，通常我會服用這種營養素。此時服用小劑量即可以降低我的皮質醇值，安撫大腦的焦慮，並幫助我重新入睡。當我忙碌的生活破表，我總是會確保隨身攜帶這種脂肪酸。如果一整天下來，壓力仍居高不下，我會在傍晚服用它。到了晚上九點，如果我還無法放鬆、毫無睡意，我也會服用它。對我來說，感覺就像是啟動一個開關，立即將我從戰或逃中拉出來，讓我進入與睡眠同步的狀態。

營養必需品

如果以上這些睡眠技巧對你不管用，那麼是時候想想你的身體可能缺乏某些營養素。根據我的經驗，影響更年期女性睡眠最常見的兩種營養素缺乏為鎂和褪黑激素。

鎂是身體製造多種荷爾蒙的一種關鍵礦物質，其中最重要的是黃體素。**在性荷爾蒙中，黃體素有助於睡眠**。當你進入更年期，你會失去黃體素，從而導致失眠。在更年期階段，保持與年

齡相符的荷爾蒙水平非常重要，這意味著如果你想大幅提高體內的黃體素，就要增加鎂的攝取量。

鎂有許多不同的類型，因為這種強大的營養素不僅可以促進黃體素產生，還可以鎮靜體內的許多組織。例如，檸檬酸鎂可以鬆弛腸道，是治療便秘的絕佳補充劑。蘇糖酸鎂可以鎮靜焦慮的大腦。關於睡眠，我建議選擇含有多種不同類型鎂的補充劑，你可能需要嘗試幾種不同類型的鎂才能找到適合你的類型。由於我們的食物大部分生長在礦物質貧瘠的土壤中，因此大多數人都缺乏鎂。有無數的更年期婦女在睡前服用鎂補充劑後發現睡眠品質得到很大的改善。你可以嘗試使用三十天，看看是否有任何不同。許多人還表示，在服用鎂後，他們感覺自己睡得更深層且更安穩。

諷刺的是，我建議作為最後手段的睡眠補充劑是褪黑激素。原因是，儘管褪黑激素非常有效，但你要確保你的身體正盡一切所能自行產生褪黑激素。如果你補充外來的褪黑激素，你的身體可能會因而怠惰分泌褪黑激素。助眠的目標並不是要找到讓你非它不可的完美補充品，而是要盡量讓身體可以自然入睡並一覺到天亮。一旦你的身體知道有外來的荷爾蒙進入你的系統，它可能就會自行停止產生該荷爾蒙。許多女性在服用甲狀腺藥物時都會遇到這種情況，一旦開始服用合成甲狀腺激素，你就必須持續服用，因為身體會自行減緩對該荷爾蒙的分泌量，這就是為什麼我

最後才推薦使用褪黑激素，我想確保你已經用盡身體自行生成的褪黑激素。

話雖如此，如果你確實缺乏褪黑激素，在尚未找出導致褪黑激素缺乏的根本原因之前，服用補充劑將有助於你入睡。了解你是否缺乏褪黑激素的最佳檢測方法是我在本書多次提及的「DUTCH」荷爾蒙檢測。毫無疑問，這是我最喜歡的女性荷爾蒙檢測之一。其中一個原因是它可以告訴你的褪黑激素值。對於缺乏褪黑激素的更年期女性來說，褪黑激素補充品的確可能是改善睡眠的靈丹妙藥。

 ## 綜合應用

希望你能看出，我已為你設計出一種輕鬆的睡眠生活方式。當你進入更年期階段，睡眠的情況改變。在這段時間裡，依靠藥物以確保睡個好覺很常見。我經歷過無數個失眠的夜晚，渴望找到完美的解方，無論是透過藥物還是補充品。你想要的只是在晚上關掉大腦放鬆身體，這看似簡單的願望，但對於更年期的女性來說，事情卻沒那麼簡單。你需要一個更完整的睡眠方案，並持之以恆。我在這裡列出許多工具，你可以多方嘗試，從中找到最適合你的工具。如果該工具效果不彰，也不要毅然放棄，或許可能日後對你會有所幫助。以下是我建議你採取的步驟，開始建立

一個適合你的輕鬆睡眠生活方式。我保證，隨著時間的推移、不斷的嘗試和好奇的開放態度，你一定能再次安然入睡！

 ## 建立輕鬆入睡生活方式的步驟

- 在日出時醒來。
- 將喝咖啡的時間延後兩個小時。
- 起床後先冥想，之後再檢查電子郵件。
- 如果可能，將運動時間移至早晨。
- 將壓力較大的活動安排在白天早一點的時段。
- 在正午時於陽光下散步二十分鐘。
- 當下午壓力來襲時，步行五分鐘。
- 提早吃晚餐，以提高胰島素敏感性。
- 確保眼睛接觸到日落的紅光。
- 天黑後使用藍光護目鏡。
- 讓你的體溫下降五度。
- 使用重量毯。
- 找到適合你的CBD或卡瓦補充品。
- 晚上服用磷酸化絲氨酸來鎮靜皮質醇。
- 服用鎂補充品。
- 檢測褪黑激素缺乏的情況並適當服用補充品。

特別感謝

　　我記得在我剛進入40多歲時的一個失眠之夜，當時我心想：「更年期女性是如何度過這種瘋狂劇烈的起伏？」一定有不同的方法！就在凌晨兩點，我承諾自己一定要找出更好的解方，我不打算忍受這種痛苦。一旦我做出這個決定，答案就出現了。

　　在我的生命中有一群貴人，引導我度過更年期階段。第一個是我在職業生涯中最偉大的導師之一，丹尼爾・龐帕（Daniel Pompa）博士。他教會我如何思考，我知道這聽起來很瘋狂，但在過去的五年裡，我何其有幸能向這位才華橫溢的專家學習健康知識。龐帕博士和我都對人體的智慧有著深深的敬意。他的教導讓我明白，不要只著眼於症狀，而是要跳脫症狀，抽絲剝繭找到症狀的根本原因。我非常感謝龐帕博士對求知的渴望，關於阻礙身體康復的原因，以及我們如何利用身體天生的智慧來加速療癒的過程。

　　在這段旅程中，第二個貴人是安德莉亞・西伯特（Andrea Siebert）。每個人的生命中都需要一位像安德莉亞這樣的朋友，當我的更年期大腦充滿焦慮和恐懼，安德莉亞總是用充滿信心和信任的話語撫慰我，當我努力解決自己的健康難題，安德莉亞總是在我身邊，以不同的觀點提醒我愛自己的治癒力量。如果沒有

她的友誼和智慧，我真不知要如何度過更年期。

下一位是甜美的潔西卡·西本哈爾（Jessica Siebenhaar）。從我們第一次在「Cal Jam」音樂節聽到龐帕博士演講的那一刻起，潔西卡和我就知道我們的使命是協助世界進行排毒。潔西卡擁有超凡的能力，可以將我的瘋狂理念轉化為系統，為我們的社群做更完善的服務。患者經常問我如何能夠同時完成這麼多事情，功臣就是潔西卡。她讓我在辦公室擔任願景規劃的角色，她則負責制定細節，這樣我們就可以實現我的願景。除了一起拯救世界、一起到處學習、一起來工作之外，我們還一起經歷最瘋狂最美好的時光，如果沒有她，我不可能幫助那麼多的人。

我總是告訴人們，如果你要實現遠大的夢想，你需要一位調整心態的教練。在過去的幾年裡，凱蒂·佩夫雷勒（Katie Peuvrelle）一直是我的教練。你的心態可能是你最大的資產，也可能是你最大的敵人。磨練心態是保持在正確的方向的關鍵。有些人有個人教練，而我有調整心態的教練。凱蒂幫助我看到阻礙前進的信念，並給我一種新的思維方式，讓我能夠打造我夢想的生活。當我不清楚時，凱蒂會協助我看到下一步該怎麼做，以便我能夠繼續前進，我非常感謝她的智慧和友誼。

我還想向我的團隊表達敬意。我與一群最了不起、發自內心想改變世界的人一起工作。我愛我的團隊！謝謝達納、卡迪納、伊麗莎、凱蒂醫生、凱特琳、芮秋、黛比和佩琳。我喜歡和大家

一起打造健康的世界！

　　我真的很感激能和我最好的朋友、我的先生瑟果亞（Se-quoia）結婚。他是我的支柱，我是一個口齒伶俐的人，沒有人比瑟果亞更能忍受我不停說話的個性。他很有耐心、善良，一直是我傾訴的對象，在我處於低潮時拉我一把，為我加油打氣。當我不相信自己時，他始終相信我。我非常幸運能和這個了不起的男人一起撫養兩個孩子，並經營多家企業。我喜歡和他一起享受生活！

　　最後，我要感謝你，親愛的讀者。我寫這本書是因為許多人在我的社群媒體上問我，如何將我教授的原則應用在更年期階段。感謝你們勇於為自己的健康尋找另一種解方。我每週都會收到成千上萬的來信，其中許多人都在尋找不需要藥物就能解決症狀的答案，這讓你重新擁有主控權。你知道內在有一份智慧渴望治癒你，但你不確定如何激發這份智慧。與其依靠藥物或手術，你不斷問自己：「我能做什麼來幫助自己？」我為你鼓掌叫好！這是關鍵的問題。這本書是我送給你的禮物，打從心底，我真心期盼這本書能帶給你希望，幫助你發現你的身體是多麼的強大。

參考文獻

[註1]   Ho, Kian Y. et al. "Fasting Enhances Growth Hormone Secretion and Amplifies the Complex Rhythms of Growth Hormone Secretion in Man." *The American Society for Clinical Investigation,Inc.* April 1988 vol 81, 968-975

[註2]   Mihaylova, Maria M. et al. "Fasting Activates Fatty Acid Oxidation to Enhance Intestinal Stem Cell Function during Homeostasis and Aging." *Cell Stem Cell;* (2018) vol. 22,5: 769–778. e4.

[註3]   Rangan, P. et al. (2019) "Fasting-Mimicking Diet ModulatesMicrobiota and Promotes Intestinal Regeneration to Reduce Inflammatory Bowel Disease Pathology. "*Cell Reports.* 3 March 2019. Vol 26, 10.

[註4]   Adawi, Mohammad et al. "Ramadan Fasting Exerts Immunomodulatory Effects: Insights from a Systematic Review."*Frontiers in Immunology*; 27 November 2017 vol. 8: 1144.

[註5]   Patterson, Ruth E. et al. "Intermittent Fasting and Human Metabolic Health." *Journal of the Academy of Nutrition and Dietetics;* (2015) vol. 115,8: 1203–12.

[註6]   Bahijri, Suhard M. et al. "Effect of Ramadan Fasting in Saudi Arabia on Serum Bone Profile and Immunoglobulins." *Therapeutic Advances in Endocrinology and Metabolism;* (2015) vol. 6,5: 223–32.

[註7]   Looker, Claire et al. "Influenza Vaccine Response in Adults Exposed to Perfluorooctanoate and Perfluorooctanesulfonate." *Toxicological*

Sciences: An Official Journal of the Society of Toxicology; (2014) vol. 138,1: 76–88.

[註8] "Immunotoxicity Associated with Exposure to Perfluorooctanoic Acid (PFOA) or Perfluorooctane Sulfonate (PFOS)." *National Institute of Environmental Health Sciences, U.S. Department of Health and Human Services.* September 2016.

[註9] Desai, Maunil K., and Roberta Diaz Brinton. "Autoimmune Disease in Women: Endocrine Transition and Risk Across the Lifespan."*Frontiers in Endocrinology*; 29 April 2019 vol. 10, 265.

[註10] Darbre, Philippa D., "The history of endocrine-disrupting chemicals, Current Opinion in Endocrine and Metabolic Research, Volume 7," 2019

[註11] Wunsch, Alexander, and Karsten Matuschka. "A Controlled Trial to Determine the Efficacy of Red and Near-Infrared Light Treatment in Patient Satisfaction, Reduction of Fine Lines, Wrinkles,Skin Roughness, and Intradermal Collagen Density Increase." *Photomedicine and Laser Surgery*; (2014) vol. 32,2: 93–100.

[註12] Höfling, Danilo B. et al. "Low-Level Laser in the Treatment of Patients with Hypothyroidism Induced by Chronic Autoimmune Thyroiditis: A Randomized, Placebo-Controlled Clinical Trial." *Lasers in Medical Science*; (2013) vol. 28,3: 743–53.

[註13] B. A. Russell, N. Kellett & L. R. Reilly "A Study to Determine the Efficacy of Combination LED Light Therapy (633 nm and 830 nm) in Facial Skin Rejuvenation." *Journal of Cosmetic and Laser Therapy* (2005) vol. 7:3–4: 196–200.

[註14] Sircus, Mark Ac., OMD "Detoxification Through the Skin." *International Medical Veritas Association*. 6 March 2005.

[註15] Kawada, Shigeo et al. "Increased Oxygen Tension Attenuates Acute Ultraviolet-B-Induced Skin Angiogenesis and Wrinkle Formation."*American Journal of Physiology. Regulatory, Integrative and Comparative Physiology*; (2010) vol. 299,2: R694–701.

[註16] Novak, Sanja et al. "Anti-Inflammatory Effects of Hyperbaric Oxygenation During DSS-Induced Colitis in BALB/c Mice Include Changes in Gene Expression of HIF-1α, Proinflammatory Cytokines, and Antioxidative Enzymes." *Mediators of Inflammation*; (2016) vol. 2016: 7141430.

[註17] Ehnert, Sabrina et al. "Translational Insights into Extremely Low Frequency Pulsed Electromagnetic Fields (ELF-PEMFs) for Bone Regeneration After Trauma and Orthopedic Surgery." *Journal of Clinical Medicine*; 29 April 2019 vol. 8, no. 12: 2028.

[註18] Weber-Rajek, Magdalena et al. "Whole-Body Vibration Exercise in Postmenopausal Osteoporosis." *Przeglad menopauzalny = Menopause Review*; (2015) vol. 14,1: 41–7.

[註19] Lelic, Dina et al. "Manipulation of Dysfunctional Spinal Joints Affects Sensorimotor Integration in the Prefrontal Cortex: A Brain Source Localization Study." Neural Plasticity; (2016) vol. 2016:3704964.

國家圖書館出版品預行編目資料

更年期修復：找回年輕無負擔的生活祕訣／敏迪.佩爾茲（Dr. Mindy Pelz）著；郭珍琪譯.——初版.——臺中市：晨星出版有限公司，2024.02

面；公分.——（健康百科；66）

譯自：The menopause reset

ISBN 978-626-320-760-8（平裝）

1.CST: 更年期 2.CST: 婦女健康

417.1   112022565

健康百科 66

更年期修復
找回年輕無負擔的生活祕訣

作者	敏迪・佩爾茲博士（Dr. Mindy Pelz）
譯者	郭珍琪
主編	莊雅琦
編輯	張雅棋
校對	莊雅琦、張雅棋
網路編輯	黃嘉儀
封面設計	張雅棋
美術編排	曾麗香

創辦人	陳銘民
發行所	晨星出版有限公司
	407台中市西屯區工業30路1號1樓
	TEL：04-23595820　FAX：04-23550581
	E-mail：service-taipei@morningstar.com.tw
	http://star.morningstar.com.tw
	行政院新聞局局版台業字第2500號
法律顧問	陳思成律師
出版日期	西元2024年02月12日（初版）

可至線上填回函！

讀者服務專線	TEL：02-23672044／04-23595819#212
讀者傳真專線	FAX：02-23635741／04-23595493
讀者專用信箱	service@morningstar.com.tw
網路書店	http://www.morningstar.com.tw
郵政劃撥	15060393（知己圖書股份有限公司）
印刷	上好印刷股份有限公司

定價 390 元
ISBN 978-626-320-760-8

THE MENOPAUSE RESET
Copyright © 2020 and 2023 Dr. Mindy Pelz
Originally published in 2023 by Hay House Inc.

（缺頁或破損的書，請寄回更換）
版權所有，翻印必究